心も体もポジティブになる
70歳からの「貯筋《ちょきん》」習慣

JN110306

生島ヒロシ
鎌田 實

青春新書
INTELLIGENCE

はじめに　健康も人生も「貯筋」があるとうまくいく！

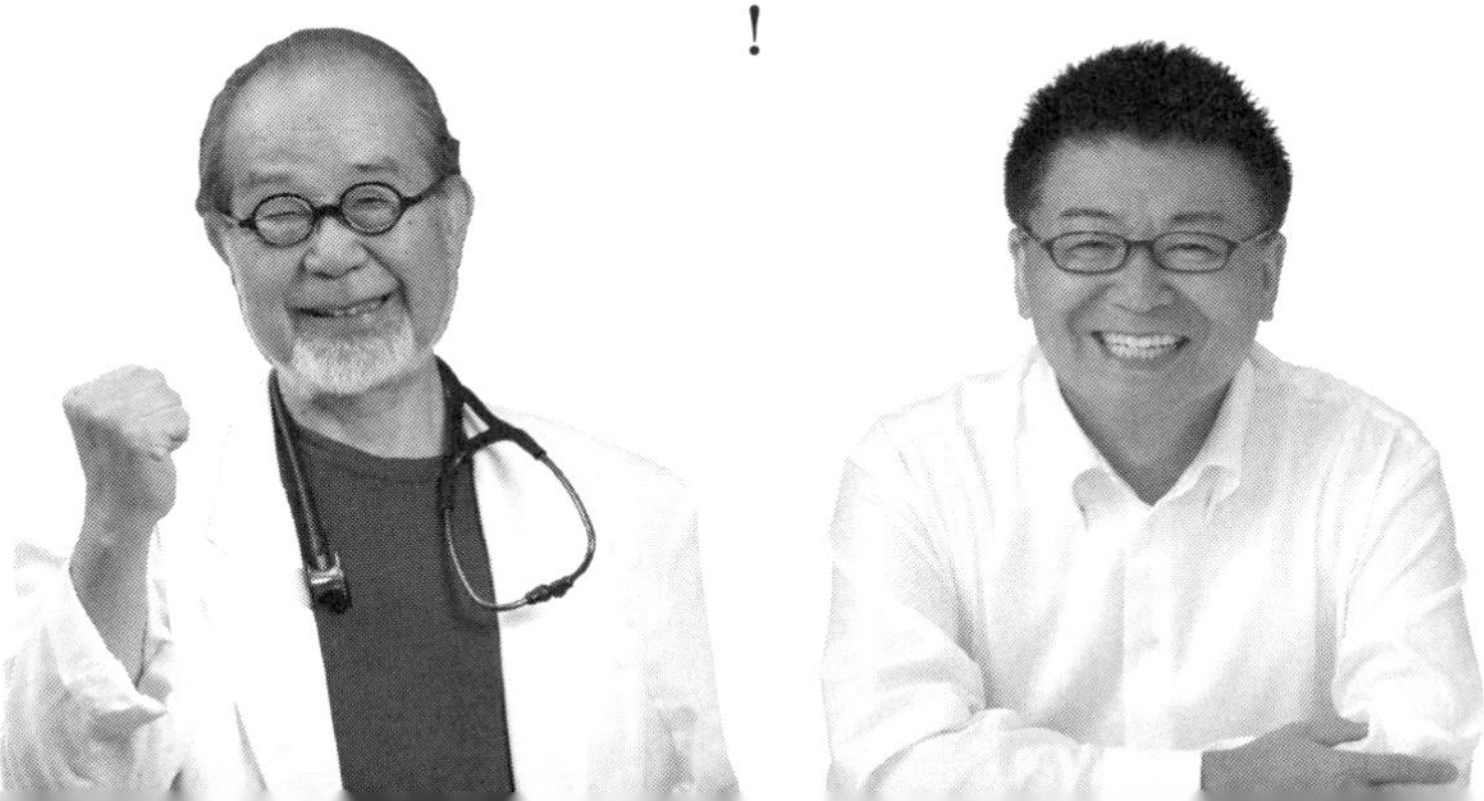

生島　鎌田先生とのお付き合いもだいぶ長いですよね。大先輩の大沢悠里さんのラジオに鎌田先生がよく出演していて、大沢さんの紹介で朝早い僕のラジオにも出ていただけるようになったのがきっかけ。うちのカミサンが鎌田先生の大ファンだったから喜んじゃって。

鎌田　生島さんの奥さんが、ご病気のお友だちに僕の本を贈ってくれたって聞いたときは嬉しかったなあ。それも『がんばらないけど あきらめない』（集英社）を選んでくれたっていうのがね、いいなって。生島さんとは、あるハプニングから長いお付き合いになったんですよね。

生島　そうそう。

鎌田　生島さんの朝のラジオ番組に出る予定が、起きられなかったことがあった。

生島　ありましたねえ。

鎌田　外国から戻ったばかりで疲労と時差ボケで睡眠がすっかり乱れちゃって、生放送に完全に穴をあけちゃった。とんでもないハプニング。

生島　確かに、めったにないことです（笑）。

鎌田　でもね、生島さん、そのときに怒らなかったんだよね。「ふざけんな！」ってどやされても仕方ないところなのに、「いやいや〜、大丈夫ですよ〜」って流してくれました。

生島　基本的に「ま、いっか」の精神なんですよ、なんでも。でも、実はリスナーには大ウケでね（笑）。「鎌田先生、鎌田先生、起きて〜！　ご近所さん聴いてたら、起こしてきてくださ〜い」とか言ったのが。七〜八分ぐらいならつなげられますから大丈夫。鎌田先生にお話しいただく内容は事前の打ち合わせで把握してるんで、「きっと鎌田先生が起きていたら、こんなことをおっしゃったと思います」と一人二役で伝えました。

鎌田　あとで放送を聴かせてもらったら生島さんが慌ててるんだよ、そりゃそうだよね。でも、ちょっと楽しそうな感じで慌ててるから救われたの。生島さんにはそれ以来、頭が上がらない。今回の本も出版社から連絡を受けたときはスケジュール的に厳しいと断るつもりが、対談相手が「生島さん」だっていうから「はい、わかりました」って。

生島　あの一件のおかげで、鎌田先生にはいろいろお願いが通るようになった。ラジオにも何度も出てもらってます。

鎌田　もうひとつ、生島さんとの接点というか共通点は、二人とも、「貯筋」に励んできたことだね。そして、そのために七〇代になって「たん活」と「運動」を意識して続けていること。

生島　「貯筋」とは、筋肉を貯める＝衰えないようにする、ということですね。そのためには、「たんぱく質をちゃんと摂る（＝たん活）」ことと、無理のない運動を楽しく続けることが大事ですよね。

鎌田　そうそう、無理をしない、楽しむっていうのが、七〇代以降はとくに大事だよね。

生島　何事も無理をしないで、ゆる〜く楽しむ。先生と僕の関係のようですね。

鎌田　「ゆる〜い感じ」って人間関係も円滑にするし、健康のためのいろいろを継続するためにも大事だよね。しゃかりきだと続かない。

生島　「ゆる〜い感じ」だけど、役に立つ情報、実践したくなる情報もしっかり入った本にしましょう。

鎌田　もちろん！　生島さんに言われたことは絶対に断りません（笑）。

70歳からの「貯筋」習慣●目次

一章　七〇歳からはダイエットより「たん活」「菌活」でスッキリ元気

二章
人生にいいことしか起こらない！
心と体を整える「貯筋」習慣

三章 お金と認知症の心配も「貯筋」があれば乗り切れる！

四章　「年齢に逆らう」より「変化を楽しむ」で毎日がもっとラクに

五章　「自分のため」より「誰かのため」で人生ますます充実

番外編・鎌田インタビュー「教えてアナウンサー」②

一章

七〇歳からはダイエットより「たん活」「菌活」でスッキリ元気

「おいしいものを食べる」ことこそ、心と体の最高の栄養

……生島

楽しい席やリラックスした空間に身を置いているとき、ふっと思い浮かぶ人がいます。電話するほどではない。メールはお互いちょっと重い。そんなときにちょうどいいのがＬＩＮＥです。

「今、〇〇しています」とひと言添えて、ＬＩＮＥで画像をサクッと送信。ニコニコ顔のスタンプでも返ってきたら「お、返事くれた」と、もう大喜びです。「既読スルー」はネガティブな印象の言葉のようですが、僕なんかは既読がつくだけで「見てくれた！」と、嬉しくなってしまいます。

鎌田先生にもそんな調子でたびたびＬＩＮＥをしています。僕も鎌田先生も食べることが大好きなので、僕らのＬＩＮＥのやりとりはまるで食レポのようですよ。

▽主菜は二種類、副菜は五～六種類

さて、そんな僕の食生活はというと。

月曜から金曜まで毎朝五時から一時間半『生島ヒロシのおはよう定食／一直線』（TBSラジオ）の生放送があります。スタートから二五年以上、毎日のスケジュールは番組を軸に組み立てているので、かなり変則的な食事の取り方をしています。起床は三時半。朝は葛根湯か紅茶を飲むぐらい。ラジオが終わってから少し仮眠をとったあとに昼食をごく軽く。夕飯だけはしっかりと食べて一七時半には「ごちそうさま」、というのが通常のパターンです。

かなり変則的な暮らしなので、妻は僕の健康を気遣って夕食を丁寧に準備してくれます。主菜は魚と肉が一品ずつ。その他に小鉢が五、六皿。僕は食べることが楽しみで、おいしいものが大好き。年齢的に食べる量は減りましたが、やっぱりアレコレいろんな味を楽しみたいのです。

そして、なにより食事は楽しく食べるのが一番！

東京と長野で住まいは離れていますし、お互い忙しい身とあってなかなか会えませんが、鎌田先生とは食事しながらゆっくりお話ししたいんですよね。

鎌田先生はいつも「ご機嫌」な人で、楽しそうによく笑うんだ。よく笑うから食欲もモリモリ湧くんだろうな。先生の豪快な笑い声を聞くと、こっちも元気がモリモリ湧いてきます。

同年代なので一献《いっこん》交えつつじっくり話してみたい。そんなことを考えながら、鎌田先生に「生島家の食卓」の画像をちょいちょい送っています。

鎌田先生からも「鎌田家の食卓」の画像が届いて、「すごいご馳走！」「明日はジムでがんばらないと」と、お互いつっこみ合いながらバーチャルな会食を楽しんでいる次第です。

▽食事のツケは後払い

仕事で「食レポ」はしょっちゅうです。

スタッフに「なるべく量は少なくね」とお願いしてはいるのですが、さすがに「食レポ」の土俵に上がってくる食事はうまい！

一口食べるとおいしさに歓喜し「もっともっと」と大騒ぎする脳と、「ダメだ、落ち着け！」と踏んばる理性との戦いが始まり、二口目には「ま、いっか」と根っからの〝お気楽〟な性格が仲裁（？）に入って、三口四口と食べ進んでしまうという……。

コロナで一時期パッタリなくなりましたが、仕事がら会食も多く、そんなときはこちらが食べないとお相手が気を使って食べづらくなるので、結局しっかり食べてしまいます。あとになって「もう少し控えればよかったかなあ」と体重計の数値を見て「あちゃ〜」ということも……。でも、それほど焦ることもありません。

小学校時代は野球に相撲、中学では陸上、高校・大学は空手と、ずっと体を動かすことが大好きでした。

さらにさらに、六四歳でライザップの「肉体改造」に挑戦。二か月という短期決戦で体重九キロ減、ウエストマイナス一四センチに体を絞り上げた僕は、「どれぐらいの期間で、何をしたら痩せる・体を絞れる」かを経験的に知っています。

一食や二食、一日や二日、ちょっと羽目を外しても、「ま、いっか」。その後の食事をちょっと減らしたり運動を増やしたりして、三日単位ぐらいで帳尻を合わせます。

ツケはあとで清算したらいいのです。

暴飲暴食はもちろんいけませんが、あまり窮屈に考えずに、いつまでも「食べることの楽しみ」を味わえる人生を送っていきましょう。

楽しい・おいしい食事は、心と体の栄養になるのですから。

「オートファジータイム」と「貯筋」で好きなものが食べられる……鎌田

「食」に関して、僕と生島さんにはいくつか共通点があります。

まず、早めの夕食。

朝六時起きの僕は一八時ぐらいに夕飯を終え、朝食は八時半頃。生島さんも僕も、夕食から朝食までにかなりの時間をあけています。僕の場合、夕食から朝食までの間隔は約一四時間。けっこうお腹が空きますが、この「飢餓状態」が大事なのです。

飢餓状態が一六時間続くとオートファジーが始まるといわれています。オートファジーとはギリシャ語の「オート（自ら）」と「ファジー（食べる）」を組み合わせた造語で、古い細胞を分解処理するメカニズムのこと。

オートファジーが働くと細胞の若返り効果が期待できるといわれています。僕の「飢餓状態」は一六時間に少し足りませんが、自分の体の調子を思うと、今の間隔でちょうどいい感じです。

▽おいしいものが人生を豊かに

ふたつ目の共通点は「食べることが大好き」なこと。

僕は「おいしいものを食べない人生なんてつまらない！」と思っていますから、ついつい食べすぎてしまうことだってあります。

定年退職した諏訪中央病院に顔を出すのは週一、二回。コロナの影響で講演も減り、家で過ごす時間も増えました。その分、執筆やメディア出演の比重が高くなったものの、以前に比べたら自由になる時間はグッと増えました。

ドライブがてら妻と一緒においしいと評判の蕎麦屋やイタリアンレストランを巡ってゆったり食事を楽しんでいます。

もてなし好きで「接待したい病」も生島さんと同じ。友人が遊びに来たときはたいてい何泊かすることになりますから、もう喜んで「アッシー・メッシー」を買って出ます。

それでちょっとぐらい太っても、二、三日、炭水化物抜きで体重を落とせばいいと気楽なものです。体には多少のストレスになるのでしょうが、「楽しい」「おいしい」があれば少々のことは帳消しだと思っています。これも生島さんと同じですね。

▽体重にとらわれすぎない

肥満は糖尿病、高血圧、脂質異常症といった生活習慣病の原因のひとつであり、僕自身、太ったらすぐに戻すように心がけていますが、著書や講演で「ダイエットしましょう」と言ったことがありません。意外ですか？

肥満は確かに健康の大敵。体重を意識することは大切ですが、六〇、七〇歳になってから躍起になって体重を落とす必要はありません。とくに、運動なしで食事制限で痩せようとするのは絶対にやめましょう。

ちょっと食べすぎて増加した一、二キロの体重を、二、三日の炭水化物断ちで元に戻すのは問題ありません。でも、長年かけて少しずつ増えた体重を、高齢者が食事だけで落とすのは、不健康に自ら突進していくようなものです。

少しぐらいお腹がポコッとしていても、元気に歩ける足腰があり、習慣的に運動する時間をもち、しっかり貯筋ができている実感があるのなら大丈夫。

胸を張って「健康だ！」と言いましょう。

生島インタビュー「教えてドクター」①

つい食べてしまうオヤツ問題はどうしたらいい？

生島　年をとると、どうしても「痩せにくく太りやすく」なりますよね。病気や体調に気をつけながら、体重にも気を抜けなくなる七〇代以降、食事で注意するのはどんなところでしょう？

鎌田　生島家の食卓はすごくいいと思いますよ。しょっちゅうＬＩＮＥで見せてもらってますけど、テーブルにあふれんばかりのご馳走で。

この前はお刺身でしょ、煮魚もあって、豚のショウガ焼きまであったねえ。「たん活（たんぱく質いっぱいの生活）」を見事に実践しています。野菜もたっぷり。これだけ摂っていれば、（一日の必要量である）三五〇グラムの野菜も摂れていると思います。ご飯なしで糖質も控えているのなら夕食は合格です。

生島　あのときは、大勢での夕食だったんで量もメニューもいつもより多かったんですが、最近は運動量が減ってるんで、食事の量を半分に減らしてくれって妻に言ってるぐらいです。実は少し体重が気になってきて……。

鎌田　ライザップで「イクシマッチョ」になったけど、あんなに豪華な夕食だとちょっとぐらい戻るのは仕方ないかも（笑）。

生島　コロナで会食が減って家にいることが多くなったから、けっこう夜に時間ができたんですよね。それで映画をしょっちゅう観るようになって。映画を観ながらね、ついついオヤツを食べちゃうから太ったんですよ（笑）。

鎌田　あ〜、口寂しいとつい食べちゃうよね。「オヤツはダメ」だと厳しいから、オヤツが欲しいときはナッツにするといいですよ、たんぱく質も摂れるし。ただ、おせんべいはやめましょう。あれは糖質で太るから。

生島　そっか、食べてもいい、食べたほうがいい栄養素をオヤツにしちゃえばいいんですよね。

鎌田　生島家の食卓は理想的ですからオヤツにだけ注意してほしいんですが、そうそう飛び道具があります。大豆で作ったお菓子ならたんぱく質いっぱい。僕が食べているオヤツは、山梨県北杜《ほくと》市にある健康関連会社が販売している大豆チップス。いろんな味が楽しめます。カルシウムや鉄分、亜鉛、ビタミンB1、葉酸などがたっぷり摂れて、トランス脂肪酸（マーガリンやショートニングなどに含まれる人工的に作られた脂肪酸）ゼロ。すぐれものです。

トランス脂肪酸が慢性炎症（104ページ参照）を起こしやすくして、動脈硬化や細胞の老化に影響を与えます。この大豆チップスをお送りしますので、家でインターネットで奥さんと映画を楽しむときには、ぜひ食べてみてください。それにしても、あんなにたくさん作れるのは、奥さんすごいよね。

生島　妻は料理好きで作り置きがいつも何種類もあるんですよ。ただ、食が細いから少ししか食べられない。だから、妻は少しずつあれこれ食べられるように、僕は外食が多いから栄養が偏らないようにってことで、たくさんの小鉢が並ぶんですよね。

鎌田　作り置きを上手に活用してるんですね。品数が豊富なのもいいし、肉と魚でたんぱく質が二種類あるのも、とてもいい。生島家の食卓には「いいヒント」がいっぱいありますよ。

生島　肉と魚の両方だと食べすぎかなとも思っていたんですが、鎌田先生が「たん活」の重要性を熱心に説いているからいいかなって（笑）。

鎌田　日本の高齢者はどうしてもたんぱく質が不足しがちで、そのせいでサルコペニアやフレイル（虚弱。30ページ参照）になってしまうんです。「サルコ」は筋肉、「ペニア」は減少。加齢性筋肉減少症のことです。たんぱく質をしっかり摂るのは大事。肉と魚の両方をしっかり摂るなんて理想的です。

生島 そうか、僕は肉と魚で「ダブルたん活」をしていたのか。

鎌田 そうそう、オヤツにさえ気をつければ完璧です。

生島 わかっちゃいるけど、やめられない（笑）。

「貯金」より「貯筋」。七〇歳を過ぎたら「たん活」を

……鎌田

七〇歳ともなると、夫婦二人暮らしという家も多いでしょう。

我が家もそうです。

二人だけだと、面倒くさくて「じゃあ外食しようか」ということもしょっちゅう。

「外食ばかりだと栄養バランスが心配」という声が聞こえてきそうですが、七〇歳から気にすべきは「たんぱく質の量」。

せっかく外食するのなら、脂質や糖質、塩分にちょっぴり気をつけながら、たんぱく質をしっかり摂って、外食を「介護予防」にもつなげましょう。

さて、なぜ「たんぱく質」が介護予防につながるのでしょうか？

それはたんぱく質が筋肉をつくる材料となるから。

自分の足で歩ける。身のまわりを整えるために自分で動ける。好きなときに好きな場所

に行ける。全て「筋肉」があるからこそできるのです。

「気持ち」と「行動範囲」が広がるのは「筋力＝貯筋」のおかげ。

もちろん貯金も必要だけど、貯筋がないことには自由に動くことができません。せっかくのお金を楽しいことに使えないのです。

もったいないでしょ？

貯筋が七〇歳からの人生の充実度を決めるのですから、原資となるたんぱく質を十分に摂ること。「たんぱく質いっぱいの生活＝たん活」を意識しましょう。

体重一キログラムあたり一グラム以上のたんぱく質を摂ることが理想とされていますが、これだと今ある筋肉をキープするので精一杯。貯筋をするなら、体重一キログラムあたり一・二グラムが目標です。

そして、たん活でせっせと摂ったたんぱく質を立派な筋肉に育てるには「運動」という刺激が必須。そのための「運動」は二章でしっかり紹介します。

野球少年から空手青年、そしてイクシマッチョへと進化した生島さんのように「運動」に親しんでいない人でも、安全・簡単にできる「運動」ばかりです。

（図表1-1）おもな食品（可食部）100gのたんぱく質量

●肉類

ささみ（生）	24.6g
鶏むね肉（皮なし・生）	24.4g
鶏もも肉（皮なし・生）	22.0g
豚肩ロース（赤肉・生）	20.6g
豚ヒレ肉（赤肉・生）	22.2g
和牛サーロイン（赤肉・生）	17.1g
和牛もも肉（赤肉・生）	21.3g

●魚介類

クロマグロ（天然・赤身・生）	26.4g
カツオ（春獲り・生）	25.8g
ブリ・ハマチ（養殖・皮つき・生）	20.7g
ギンザケ（養殖・生）	19.6g
マサバ（生）	20.6g
メザシ（生）	18.2g
アジ（開き干し・生）	20.2g
カキ（養殖・生）	6.9g

●卵・乳製品・大豆製品

全卵（生）	12.2g
普通牛乳	3.3g
プロセスチーズ	22.7g
ヨーグルト（無糖・無脂肪）	4.0g
絹ごし豆腐	5.3g
木綿豆腐	7.0g
糸引き納豆	16.5g

※全卵１個の可食部はＭサイズで約50g程度

●穀類

玄米	6.8g
精白米	6.1g
蕎麦（生）	9.8g
うどん（生）	6.1g
食パン	8.9g
ライ麦パン	8.4g
中華麺（生）	8.6g
生パスタ（生）	7.8g

「日本食品標準成分表2020年版（八訂）」より

▽日本の高齢者は圧倒的な「貯筋」不足！ 毎食しっかり「たん活」を

少し前に「老後二〇〇〇万円問題」が話題になり、老後への蓄え――貯金――に、にわかに関心が高まりました。

でも、「貯筋」についても、もっと真剣に考えてほしい。

貯筋が乏しいがために「サルコペニア」に陥っている高齢者が多いのですから。

サルコペニアとは、筋肉量が減ったために身体機能が低下した状態を指します。「筋肉」と「減少」を意味するギリシャ語を組み合わせた造語で、比較的、新しい概念です。

東京都健康長寿医療センター研究所は、七五～七九歳では男女ともに約二割が、八〇歳以上では男性は約三割、女性は約半数が「サルコペニアに該当する」との調査結果を発表しました。

高齢者がサルコペニアの状態になると、要介護化、そして死亡のリスクが約二倍も高くなるといわれているのですから、なんとしても避けたいところです。

サルコペニアとひと続きになっているのが「ロコモティブシンドローム」と「フレイル」です。

貯筋が減るとサルコペニアが始まり、運動機能が低下するロコモティブシンドロームに

（図表1-2）フレイルとロコモとサルコペニア

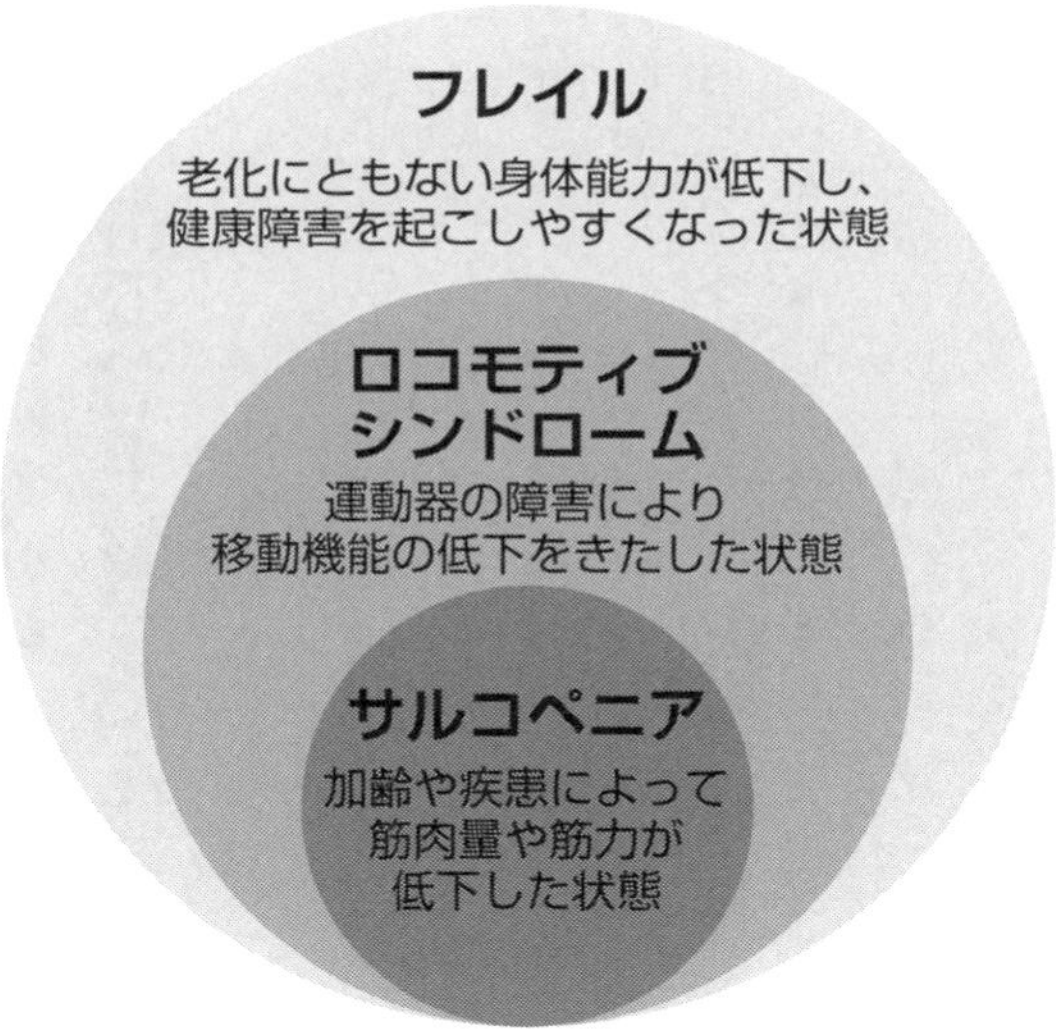
フレイル
老化にともない身体能力が低下し、
健康障害を起こしやすくなった状態
ロコモティブ
シンドローム
運動器の障害により
移動機能の低下をきたした状態
サルコペニア
加齢や疾患によって
筋肉量や筋力が
低下した状態

突入すると転倒・骨折のリスクが上昇し、フレイルに至るともはや介護一歩手前。

サルコペニアからフレイル、介護までの一連の流れのトリガー（きっかけ）となるのが「貯筋不足」なのです。

サルコペニアとフレイルについては、二章の83〜84ページにセルフテストを掲載しているので、ぜひご自身の状態を確認してみてください。

野菜よりたんぱく質ファースト、食べる順番でお手軽「たん活」

……生島

ふむふむ、老後の生活を支える「貯筋」のためには、筋肉をつくるたんぱく質をたっぷり摂る「たん活」と、たんぱく質を筋肉にするための「運動」が大事ということですね。

運動大好き、ジム通いを適度に楽しんでいる僕は、好きなことをしながら「貯筋」もできていたのか！

子どものときから体を動かすことが大好きだった僕は、トレーニングがストレスになったことはありません。なにせ、あまりストイックにならず、テキトー（適当）に楽しんでますから（笑）。だから、忙しくてジムから足が遠のくと、なんとなく体がしゃっきりしないというか、もやもやするというかフラストレーションが溜まります。

「貯筋倍増計画」などは掲げていませんから、「ちょっと上を目指す」ぐらいの気持ちでいい加減にトレーニングに励んでいます。

「ちょっと上」のトレーニングを丁寧に継続していけば、「筋肉ムキムキ」になることもありませんが、貯筋が目減りすることもないでしょう。

▽食べる順番で「たん活」効果をアップ

料理好きの妻のおかげで、毎食、主菜に「魚」と「肉」がダブルで並びます。

つまり「ダブルたん活」。

これで「たん活」も順調……と書きたいところですが、年齢とともに食べる量が減ってきて、メインディッシュにたどりつく前に満腹ということが増えてきました。

ところで、あなたは食事のとき好物を真っ先に食べるタイプ？　それとも最後に食べるタイプですか？　どちらのタイプにも、それぞれ言い分があります。

真っ先派は「あたたかいうちに・お腹が空いているうちに食べたい」。最後派は「楽しみはとっておいて、ゆっくり味わいたい」。この大論争（？）に終止符が打たれるときが来ましたよ！

七〇歳からは「食べる順番は栄養素で決める」。

食べる順番に気をつけるだけでダイエットの効果があることはよく知られていますね。

一般的には次の順番がヨシとされています。

①汁物（お味噌汁やスープなど）→ちょっとお腹を膨《ふく》らまして食べすぎ予防。

②副菜（煮物、サラダ、キノコ、海藻類など）→食物繊維のかさ増し効果で早めにお腹いっぱいに！　血糖値の急上昇も防ぐ。

③主菜（魚、肉、卵など）→どの年代でも「たん活」は大事！

④主食（ご飯、パン、パスタなど）→糖質を最後に食べると自然と量が控えめに。

これは野菜（ベジタブル）を最優先にする「ベジファースト」の食べ方です。

体重を気にしていた頃は僕も「ベジファースト」を実践していましたが、主菜にたどりつく前に「お腹いっぱいだ〜」となってしまうこともたびたびありました。

でも、七〇歳を超えてからはそもそも食べる量が減っているのだから、それほど太る心配はしなくていいはず。

体重ばかり気にして貯筋のための「たんぱく質」が不足してはいかん！　と、優先順位を考えた結果、今は「たんぱく質ファースト」に切り替えました。

最初に主菜から食べるようにして、その後、汁物、副菜、主食と進みます。つまり、

①主菜（魚、肉、卵など）→最初にしっかりたんぱく質を確保。
②汁物（お味噌汁やスープなど）→ちょっとお腹を膨らまして食べすぎ予防。
③副菜（煮物、サラダ、キノコ、海藻類など）→たんぱく質の吸収を妨げないよう、食物繊維はこのタイミングで。
④主食（ご飯、パン、パスタなど）→糖質は最後に少し。

という順番です。

「たんぱく質ファースト」がうまく流れるようにひと工夫もしています。それが食事の三〇分前にコップ一杯の白湯《さゆ》をゆっくり飲むこと。

空《す》きっ腹にいきなり肉や魚はちょっときついですよね。胃腸がじんわり温まる「一杯の白湯」のおかげで、体が食事モードに切り替わってゆったり食事を楽しめています。

便利食材をどんどん使って、簡単おいしい「たん活」生活

……鎌田

生島さんの食べる順番は、中高年にとっては最適のように思います。生島さんが考えている、筋活でちょっと上のトレーニングを継続しているのも、とてもいいと思います。つらいときに〝ちょっとホッとすること〟を鎌田は「ちょいホ」と呼んでいますが、生島さんのちょっと上は、鎌田流に表現すると「ちょい上」。高齢者の貯筋法の黄金律のように思います。「ちょい上」、流行《はや》らせたいですね。

それに、毎食、魚と肉がダブルで並ぶ、生島家の「ダブルたん活」は、ぜひお手本にしてほしい食生活です。

が、毎食ガッツリ料理をするのは難しいという方も多いでしょう。

だからといって、「たんぱく質が足りていない」と自分を責めちゃいけません。「筋力が弱って寝たきりになるのかしら」といたずらに不安になってもいけません。「まめに料理

するのは無理だよ」とあきらめてもいけません。

貯筋が老後を豊かにする。だから、たん活が大事。

だけど、と思うのです。「食は生きる楽しみ」がモットーの鎌田としては、食がプレッシャーになるのは本意ではありません。

それに、たん活は気軽にトライできるものです。

超カンタンに食べられて、おまけにおいしい食材。そんな「飛び道具」をどんどん取り入れていきましょう。

▽鎌田のたん活飛び道具「粉豆腐」

僕のイチオシは高野豆腐。全国に流通している高野豆腐の約九割は、僕が住んでいる長野県で作られています。

長野県の伝統食である豆腐を凍らせた凍り豆腐を、乾燥させて水分を飛ばしたのが高野豆腐で、豆腐を平べったくしたような形のほか、サイコロ、短冊、粉末とさまざまなタイプがあります。高たんぱくで低糖質なので、たん活しながら糖質オフもできるのです。

さて、お気軽たん活でおすすめしたいのは粉末状。こちらは「粉豆腐」と呼ばれています。

粉豆腐の売りは、なんといっても使い勝手のよさでしょう。小麦粉やパン粉を粉豆腐に置き換えるだけでOK。たん活と糖質オフを同時に達成できるうえ、独特の風味は味に奥行きを加えてくれます。

鎌田家のお好み焼きは、小麦粉の代わりの粉豆腐につなぎの卵。ホタテ、カキ、豚バラなど冷蔵庫にあるものを一〜二種類。たっぷりキャベツにトッピングはチーズ。「スペシャルたん活お好み焼き」に仕上げています。

▽もうひとつの飛び道具「水切りヨーグルト」と「プロテイン増強型牛乳」

鎌田家の冷蔵庫に必ず入っているもの。そのひとつにヨーグルトがあります。小腹が空いたとき、サラダのドレッシング代わりにと重宝しています。

ただ、そのままは食べません。水切りして体積を三分の一程度に圧縮し、たんぱく質濃度をグッと上げています。忙しいときには自分で作っていられないので、たんぱく質が多く含まれているギリシャヨーグルト風の食べるヨーグルトがおすすめ。何種類か市販されていますので、そこに書かれているたんぱく質の量を見て、含有量の多いヨーグルトを選べばいいと思います。

もうひとつ冷蔵庫に常備しているのがプロテイン増強型の牛乳。これ、愛飲しています。

筋トレをしている若い人やボディビルダーにとっておなじみの「プロテイン飲料」は、「筋肉ムキムキにするもの」というイメージがあるかもしれませんが、貯筋のために高齢者も積極的に摂ったほうがいいと思っています。手軽にたんぱく質を補えるので、僕なんかも忙しいときにはプロテイン飲料で小腹を満たすこともあります。

「がんばらない健康長寿実践塾」四つの教えって？

生島　たんぱく質の重要性をうかがってきましたが、ここで高齢者の食事で気をつけるべきことをまとめていただけますか？

鎌田　僕は「鎌田塾」（鎌田實の「がんばらない健康長寿実践塾」）で定期的に「食と運動」の講義をしていて、塾が掲げる四つの教えがシンプルでわかりやすいのでご紹介します。

その一、毎食一品たんぱく質を摂ること。その二、たんぱく質は一日六〇グラム以上摂ること。その三、野菜は一日三五〇グラム摂ること。ここまで食に関することですが、四つ目は、毎日ウォーキング。

生島　たんぱく質と野菜の必要量を具体的に示してもらえると取り組みやすいですね。たんぱく質は粉豆腐、水切りヨーグルト、プロテイン増強型牛乳、そしてプロテイン飲料を活用したらクリアは難しくなさそうですが、野菜はちょっとがんばる必要があるのかなあ。

鎌田　おっしゃる通り。今、野菜の平均摂取量が三五〇グラムを超えているのは長野県だけなんです。

生島　長野県の皆さんが野菜好きになったのは、鎌田先生のお力もあるんでしょ？

鎌田　僕が諏訪中央病院に赴任した頃（一九七四年）、長野県は脳卒中の死亡率ワースト一〜二位だったんです。それで、県民の食生活改善の活動を始めたの。塩を減らして野菜をたくさん食べましょうって。

生島　血圧を上げる塩分を減らして、塩分の排出を促進する野菜は多く摂ると。

鎌田　その作戦が奏功して、長野県の平均寿命は一九九〇年に男性が一位になり、二〇一〇年には、ついに男女とも一位になったんです。

生島　すごい成果じゃないですか。寒い地方だからしょっぱい漬物を保存食として昔から食べてきたと思うんですよ。「しょっぱいけど野菜だからいい」という思い込み、「塩っ辛い味つけ」に慣れた好みから大転換した長野の皆さんもすばらしい。たくさん野菜を摂るコツはなんでしょうね？

鎌田　やっぱり血圧が下がったり体調がよくなったりすると励みになりますよね。それと、あまりがんばらないこと。毎食、煮物、おひたし、サラダといくつも作って並べるのは骨が折れるから、「贅沢具だくさん味噌汁」をドーンと作って二、三回で食べればいいんですよ。この具だくさん味噌汁は大ホームランでした。温野菜にしているので、野菜のかさが減って、摂取量を多くすることができました。サラダだけで三五〇グラムを摂るのはとても至難のワザでした。

◇血管をボロボロにする「血糖値スパイク」の予防にも

鎌田　高野豆腐の歴史は奈良時代に始まったといわれています。肉食が禁じられていた修行僧が代用肉として食べていたのが広まっていったとか。長野や東北地方ではポピュラーだけど、宮城県出身の生島さんもよく食べました?

生島　高野豆腐にはあんまりなじみがないんですよ。でも、たん活にプラスになるとか、小麦粉代わりに使って糖質オフができると聞いて、興味津々です。

鎌田　さらにそそられるネタがありますよ。高野豆腐には中性脂肪や悪玉コレステロールの上昇を抑えるレジスタントたんぱくが含まれているんです。このレジスタントたんぱくがすごくて、糖質をくっつけて一緒に出ていってくれるから、食後に血糖値が急上昇する「血糖値スパイク」も防いでくれる。

生島　血糖値スパイクは血管壁を傷つけて動脈硬化を進めてしまうんですよね。その結果、脳梗塞や心筋梗塞のリスクを上昇させるという。

鎌田　そして糖尿病も。健康診断では空腹時の血糖値を調べるので、食後に血糖値スパイクが発生していることはわかりようがない。「隠れ糖尿病」の状態なので、いずれ糖尿病に至る危険性は大いにある。さらに、がんや認知症も血糖値スパイクとの関係があることがわかってきました。

生島　貯筋も増えるし、血糖値スパイクを防いで血管の健康も保ってくれるなら、高齢者はもちろんだけど、中年期以降は高野豆腐は常食したほうがよさそうですね。

鎌田　高野豆腐の実力すごいでしょ？　海外進出を果たした高野豆腐メーカーもあって現地で評判になっているようですよ。日本の伝統食が喜ばれるってちょっと嬉しいよね。

生島　海外はヴィーガン（卵や乳製品を含めて動物性食品をいっさい口にしない完全菜食主義者）の方が多いから大歓迎されるでしょうね。ヴィーガンにとって良質なたんぱく質の摂取は大きなテーマですから。

◇カキやウナギ、高級食材をも凌ぐ!?

鎌田　高野豆腐のたんぱく質の話ばかりしちゃったけど、ミネラルも忘れちゃいけない。

亜鉛、鉄、カルシウムといったミネラルも豊富なの。高野豆腐一枚でアサリ九個分の亜鉛のほか、鉄やカルシウムも多く含まれています。さらにさらに、骨粗鬆症を防ぐ大豆イソフラボンも含まれてます。

生島　日本人に不足しがちなミネラルが豊富なのは頼もしいですね。ラジオに寄せられるたくさんのリスナーの声に触れていると、やっぱり皆さん健康は気になるけどお財布も心配。栄養面でこんなに頼りになるのにお手頃価格な高野豆腐はエライ！　カキやウナギは亜鉛が豊富ですが、毎日食べられるものではありません。お値段も味もちょっと負担かなあ。その点、高野豆腐はあっさりからコッテリまでどんな料理にもなじむのがいいですね。

鎌田　腸にも負担にならないんです。食物繊維が豊富だから便通をよくして腸内環境も整えてくれる。

生島　高野豆腐は「たん活」に加えて、腸内環境を整える「腸活」でも活躍してくれる万能選手なんですね。ちょうど次の話題は「腸活」です。腸活の「おいしいテクニック」を、それぞれ語っていきましょう。

（図表1-3）高野豆腐100g（乾燥）の栄養成分

エネルギー	496kcal
たんぱく質	50.5g
脂質	34.1g
糖質（単糖当量）	0.2g
食物繊維量	2.5g
カルシウム	630mg
マグネシウム	140mg
鉄	7.5mg
亜鉛	5.2mg
食塩相当量	1.1g

「日本食品標準成分表2020年版（八訂）」の
「凍り豆腐（乾）」より

何かひとつより、多種多様な発酵食品でスッキリ快便生活

……生島

善玉菌・悪玉菌、腸内環境、そして「腸活」という言葉が今のように一般的になるずっと前から、健康のバロメーターは「腸」だと僕は確信していました。

幼い頃の僕は体が弱くて季節や環境の変化ですぐお腹を壊したものでした。そのときに休息をとらないと今度は発熱がやってきます。お腹を壊すというサインが出たら体を温めてゆっくり休んで、大事にならないよう用心したものでした。

そんなもやしっ子だった僕ですが、スポーツを始めてからメキメキ丈夫になります。睡眠や食事の時間が不規則になるのが当たり前の業界で何十年も仕事をしていますが、風邪もめったにひかないしこれまで大病もなし。

この年齢まで元気に過ごせている秘訣は、子どもの頃からお腹の声に耳を傾けるのが習慣だったからではないかと思っています。とくに毎朝の対話は欠かせません。「便通」の

品をお取り寄せするのもいい。ワクワク、ウキウキ選ぶ楽しみも味わえます。麹菌を含む麹甘酒は今や「貯菌のレギュラー選手」の仲間入り。季節を問わず入手できるようになりました。効率よくエネルギー補給できることから「飲む点滴」の異名もあり、元気がないときにも頼りになります。

よりどりみどり選べるのは、多彩な味を楽しめるメリットもありますが、なにより善玉菌を増やすために有効です。オックスフォード大学の研究発表によると、乳酸菌、納豆菌、塩麹など、さまざまな善玉菌を入れることで腸内環境がよりよくなるとのこと。

つまり、発酵食品を摂るときは同じメーカーの同じ製品だけを摂るのではなく、バリエーションを広げていくのがコツ。

バリエーションを広げる僕の工夫。北海道の本別という小さな町で作られている一〇種セットの納豆を食べ終えたら、スーパーで水戸納豆のパックを買い……と、産地を意識的に変えています。ヨーグルトもキムチも同じ。ひとつのメーカーにこだわらず多種多様に食していくことで、少しずつ異なる善玉菌を摂り入れることができます。

日和見菌、善玉菌、悪玉菌は種類ごとに腸壁に並んでいて、その様子から「腸内フローラ（flora＝お花畑）」と呼ばれます。多種多様な発酵食品を食べて、色とりどりのフローラを育てましょう。

▽善玉菌のエサ「食物繊維」を忘れずに

種類も多く、よりどりみどりの発酵食品。彼らを腸で活躍させるために必要な援軍が「食物繊維」です。

腸に届いた食物繊維は善玉菌の働きを活発にするほか、腸内環境の悪化を防いでくれます。食物繊維は水分を含んで膨張し便のかさを増やしたり、スムーズな便通を促したりしてくれるからです。

また、食後の血糖値の上昇をゆるやかにしてくれるので、血糖値スパイクによる血管のダメージを抑えてくれる働きもあります。

さらに、食物繊維は腸だけでなく「脳にいい」ことも嬉しいポイント。

食物繊維を含む食材は歯応えがあるので、よく噛む必要があります。この「噛む」という行為をしっかりおこなうと誤嚥《ごえん》予防になるだけでなく、脳の血流がグッと増えるので「食べながら脳トレ」ができるといえます。

をやりとりしていて、この関係を「脳腸相関」といいます。ストレスを感じるとお腹が痛くなったりお腹を壊したりするのは、脳と腸が情報交換している結果といえるのです。

さて、腸とつながっているのは脳だけではありません。「筋肉」も腸とコミュニケーションをとっていて、これを「筋腸相関」といいます。だから、生島さんがお腹をしゃっきりさせるために、運動やウォーキングで筋肉を動かすのは実に理に適《かな》っているわけ。

そして、筋肉と脳も対話していると僕は思っています。「筋肉を動かすと脳も前向きになる」と僕は常々言ってきました。「筋脳相関」の鎌田理論は、運動指導した高齢者の方が心身ともに元気になる過程や、自分自身の体験から得た確信です。

何か落ち込むようなことがあったとき、気持ちを変える（動かす）のは難しい。でも、筋肉を動かす（運動をする）ことは簡単です。とりあえず、ほんの少しでも筋肉を動かすと体が温まり、血流がよくなって、確実に気持ちが「上がる」。それが鎌田が考える「筋脳相関」です。

腸を元気にしたいなら運動すること。運動は、同時に脳（気持ち）にもよく効きます。

▽就寝時の熱中症対策に腹巻

僕は「腸が全身の健康の源」と考えています。免疫細胞の七割が存在する腸が弱っていると、疲れやすく、すぐに風邪をひき、感染症にかかると重症化しやすくなります。大事な腸を守るために、生島さんが実践している「腹巻」はぜひ真似したいところ。

とくに夏の就寝時。

ここ数年、日本の夏はものすごく暑くなりました。「腹巻なんてしていたら寝苦しい」と思うかもしれませんが、夏の就寝時だからこそ腹巻が必要なのです。

高齢者は皮膚の温度センサーの感度が衰えているため暑さをあまり感じません。暑いのに、暑さに気づかず体に熱がこもっていくのです。体温調節機能も低下しているので体に熱がこもってもうまく体温調節できません。こうした特性に「就寝時」という条件が加わると、熱中症のリスクがグッと上昇します。

東京二三区で熱中症で亡くなった方の統計を見てみると、約九割が高齢者。熱中症になった場所は九割が屋内で、時間帯としては夜間が三割を占めていました。就寝中は汗で水分・塩分が失われても補給できません。真昼の炎天下より夜間の屋内こそ熱中症の心配をしなくてはいけないのです。

熱中症になると血液がドロドロになり、脳梗塞や心筋梗塞の引き金になるおそれもあります。熱中症から寝たきりへ……は決してオーバーな話ではありません。

就寝中に熱中症にならないようにエアコンが推奨されていますが、体が冷えるからと嫌がる高齢者は多いようです。

そんな高齢者とエアコンの仲をとりもってくれるのが「腹巻」。

お腹を温めていれば不思議と「体が冷える」感じはありません。また、夏の寝冷え対策にもなります。夏のパジャマは薄手です。薄手のパジャマがめくれてお腹が出てすっかり冷えてしまい、調子を崩すケースは多いのですが、腹巻はそんなアクシデントから守ってくれるのです。

二章

人生にいいことしか起こらない！
心と体を整える「貯筋」習慣

七〇代の「今」が、一番元気で楽しい理由……生島

七〇歳を超えてから、どんどん自分が自由になっていく感覚があります。

面白くてしょうがない。

楽しくてしょうがない。

人との出会い。新しい仕事。大事に続けている仕事。

今までの人生の中で、今が一番自由で、一番楽しいと、心から思うのです。

▽「楽しさ」が健康に効く

仕事をするにも、プライベートを楽しむにも、健康であることは最大の条件です。

日々のこととして、運動、食事、体のケア（マッサージや休息など）に配慮しながら、定期的に健康診断を受けて医学的にチェックしてもらっています。

余談ですが、コロナの流行で健康診断やがん検診の受診率が下がったそうですね。がん

「人生、おいしいものを食べたもん勝ち」がポリシーの僕は、「おいしいもの」の誘惑に目がありません。なかでも、気心知れた友人や仕事仲間との食事は大好き。

一〇年、二〇年後も自分の足でレストランに行き、おいしいものを楽しく食べていたいから、せっせと運動をしてコツコツ貯筋しています。

四五キログラムのバーベルを担いでのスクワットでハアハア言っているときに「次は四七・五に上げましょう」とジムのトレーナーに囁《ささや》かれると、ギブアップするどころか「お、これでまたおいしいものが食べられる！」とグッと腹に力が入るのです。こうやって、今は五五キログラムのバーベルを担げるようになりました。

七〇代からは貯筋のための運動を生活の一部に。運動の経験がないとか、億劫《おっくう》だとか、「運動をやりたくない理由」を並べたくなったら「誘惑」を思い浮かべてみましょう。

おいしいものを食べたい。

ライブハウスでジャズを聴きたい。

孫と一緒にカフェに行きたい。

生島さんなら、週末の息抜きにオヤツを食べながら映画を観たい、かな。

実現するために先立つもの——貯筋——をコツコツ準備したくなるはずです。

ポッコリお腹をどうにかしたい。何をしたらいい？

生島　一章ではたんぱく質をたっぷり摂る「たん活」、腸内環境をよくする「菌活」と、「食」がメインになりました。二章では「筋活」を取り上げていきましょう。鎌田先生、僕ね、最近ちょっと悩みがあって。

鎌田　生島さんは健康診断でもオールAの百点満点だったんでしょ？　いつもご機嫌で悩みとは無縁な感じだけど。

生島　それがねえ、お腹がポッコリしてきちゃって。もう「お腹ポッコリーノ」ですよ。

鎌田　そういうこと（笑）。

生島　笑っちゃうでしょ？　コロナで外出を控えている間、映画鑑賞のときの「オヤツ」がクセになっちゃって。で、コロナが落ち着いたら今度は会食が増えちゃった。理想はウエストマイナス四センチなんだけど、絞り切る前に次の会食、週末の夜更かし映画鑑賞がやってくるから、なかなかクリアできない。

鎌田　お腹がポッコリするのは、男性は内臓脂肪、女性は皮下脂肪が多すぎるからなんだよね。僕はおいしいものを食べながら健康にもなれると思っているので、極端な食事制限はおすすめしないんだけど、脂質を減らすことは気をつけてもいいかもしれない。会食だと脂質たっぷりのご馳走が並ぶでしょ？

生島　確かに。この前も予約がとれないことで有名な天ぷら屋さんに招待してもらったんです。まあ出るわ出るわ。すっごい量の揚げ立て天ぷら！　ハフハフ言いながらね、我を忘れて完食ですよ。

鎌田　生島さんが嬉しそうに食べる姿が目に浮かぶ。招待した人も嬉しかったろうなあ。

生島　喜ばれるとこっちも嬉しくなっちゃうから、ますます箸が進むという好循環。楽しい時間を過ごせてハッピーな気分になるんだから、「好循環」ですよ、これは。でも、今度から会食は蕎麦屋にしてもらおうかな。でも「天ぷら蕎麦」食べちゃったりね（笑）。

◇「筋力低下」でお腹ポッコリーノに

鎌田　ポッコリお腹の原因が脂肪ではなくて、姿勢ということもあるんです。

生島　お顔の輪郭はほっそりしているのに、お腹だけポッコリという方いますよね。

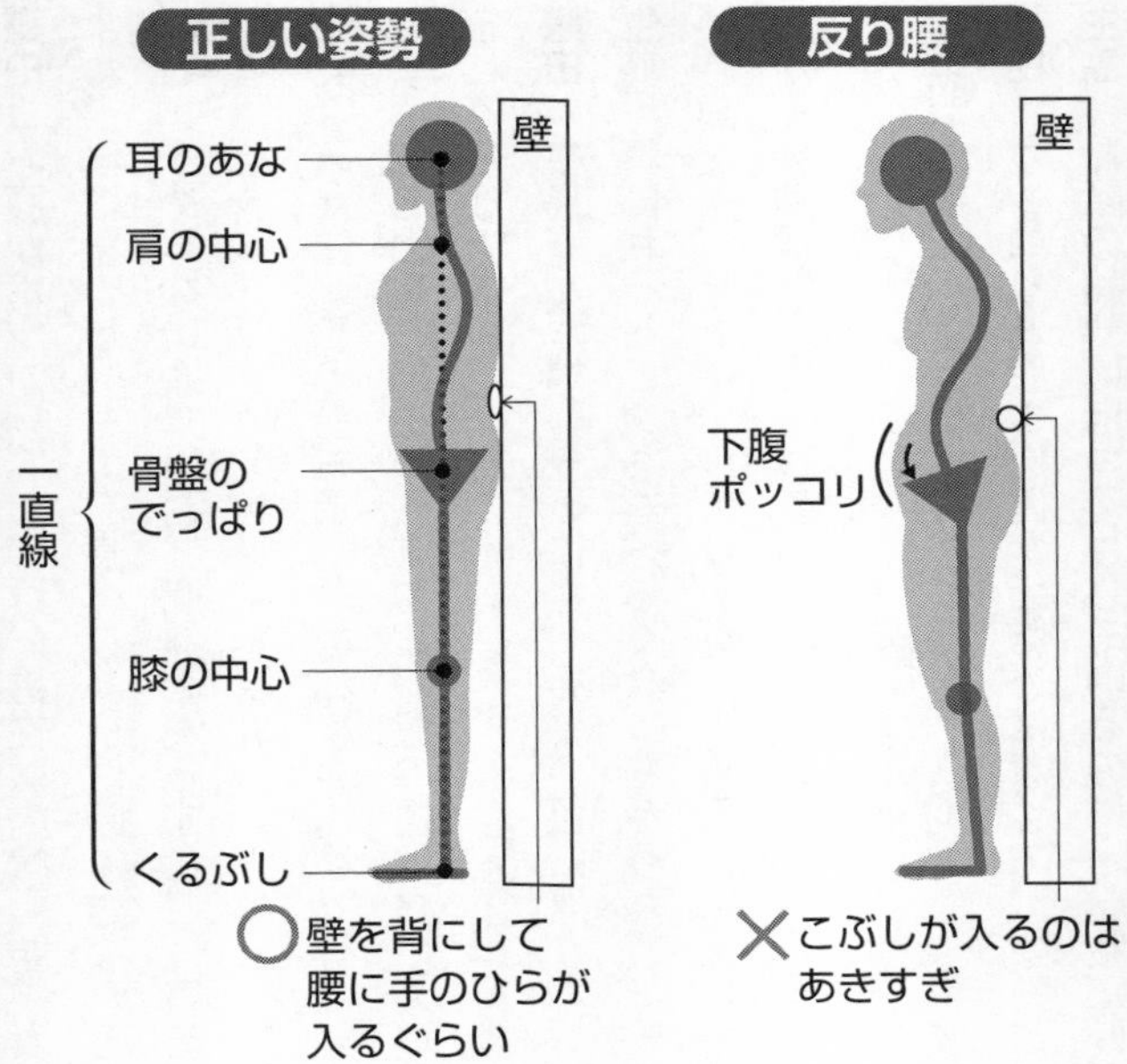
正しい姿勢
反り腰
壁
耳のあな
肩の中心
骨盤のでっぱり
膝の中心
くるぶし
一直線
○壁を背にして腰に手のひらが入るぐらい
壁
下腹ポッコリ
×こぶしが入るのはあきすぎ

鎌田　そうそう。BMIは一八・五〜二五の間で普通体重のはずなのにお腹だけ出ているのは、骨盤が前傾して反《そ》り腰になっているから。これは姿勢を正しく保つために必要な筋肉が弱っている証拠です。

生島　今はスマホなんかで簡単に画像チェックできますから、横からの立ち姿をチェックしたほうがいいですね。標準体重なのにポッコリお腹なら、すぐに貯筋を始めるべし。お腹のほかにチェックするところはありますか？

気分爽快なうえに貯筋までできるのですから、複数のジムに通うのは僕の健康維持のためには欠かせないことなんですね。

▽隙あらば「スキマ体操」

ジムでハマっているのがプールでのエクササイズです。

水の浮力のおかげで関節への負担は軽減しながら、しっかり筋肉を刺激できるんですよね。短い時間でも筋肉や心肺機能はしっかり鍛えられて、効率的な筋活ができます。

ジムではトレーナーさんから個別レッスンを受けるときもあって、先日、レクチャーをお願いしたのが短時間で高い効果がある「スキマ体操・生島バージョン」。こちらはプールではなく地上でおこなうエクササイズです。

僕の身体能力や気になるところに合わせて、「ちょうどいい感じ」に組み立ててもらいました。

そんなジムのトレーナーさんから教えてもらった「スキマ体操・生島バージョン」と、二五年続けている朝のラジオ番組の中で、さまざまな体の専門家からうかがった「スキマ体操」を組み合わせて、ちょっと時間ができたらいつも実践しています。

ここでは、いろいろ試してみたエクササイズの中から、誰にでもできて効果バツグンの三つの「生島流・基本のスキマ体操」を紹介します。

僕もよく生放送や収録の前、仕事の合間、出張先のホテルで、気がついたときにトントントーンと五分足らずでやっちゃいます。

数分ではありますが、使う筋肉を意識して丁寧に動かすので効果はしっかりあります。体がじんわり温かくなって気持ちも切り替わる。物足りなければ繰り返せばいいだけです。ジムに行けない日が続いても「スキマ体操」があれば大丈夫！　いつでも貯筋ができるのです。

▽モーニングルーティンでご機嫌な一日をスタート

毎朝の習慣や日課の「モーニングルーティン」を、いろんな方がSNSで発信しています。家事、勉強、食べ物・飲み物、エクササイズとルーティンの種類はさまざまですが、僕は一味ちがいます。

皆さん、布団から出たあとのルーティンでしょ？　僕は布団の中でおこなうのですから、正確には「モーニング（一歩手前）ルーティン」といったところです。

生島流・基本のスキマ体操「舌出しグーパー運動」

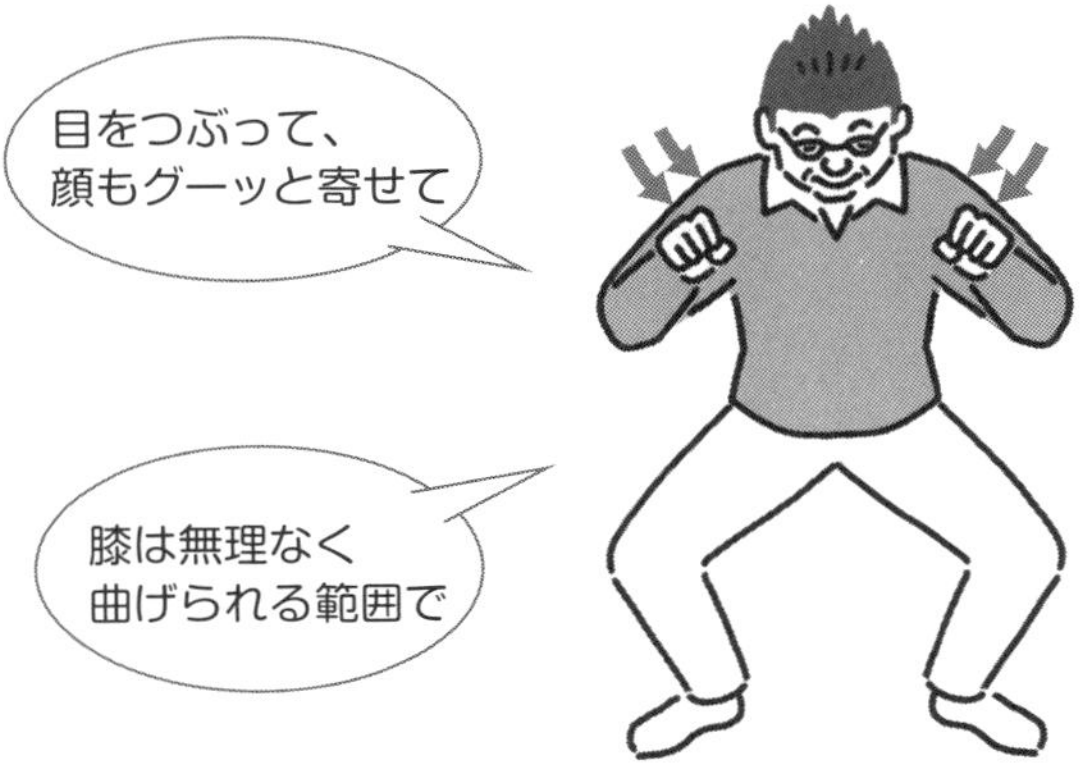
目をつぶって、
顔もグーッと寄せて
膝は無理なく
曲げられる範囲で

①手をグーにして強く握りながら、腰を落として、体を縮める

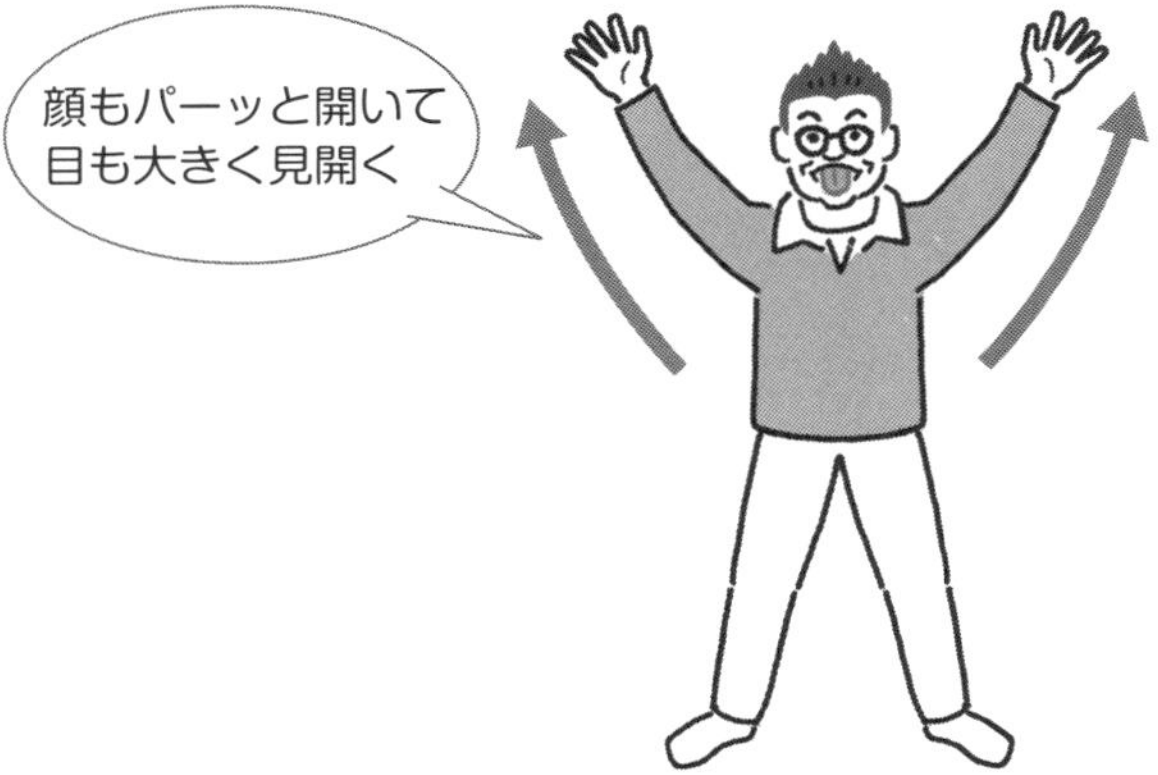
顔もパーッと開いて
目も大きく見開く

②手をパーに開きながら、手と体を上に伸ばすとともに、舌をベーと出す。①と②をゆっくり５回以上繰り返す

生島流・基本のスキマ体操「片足立ち運動」

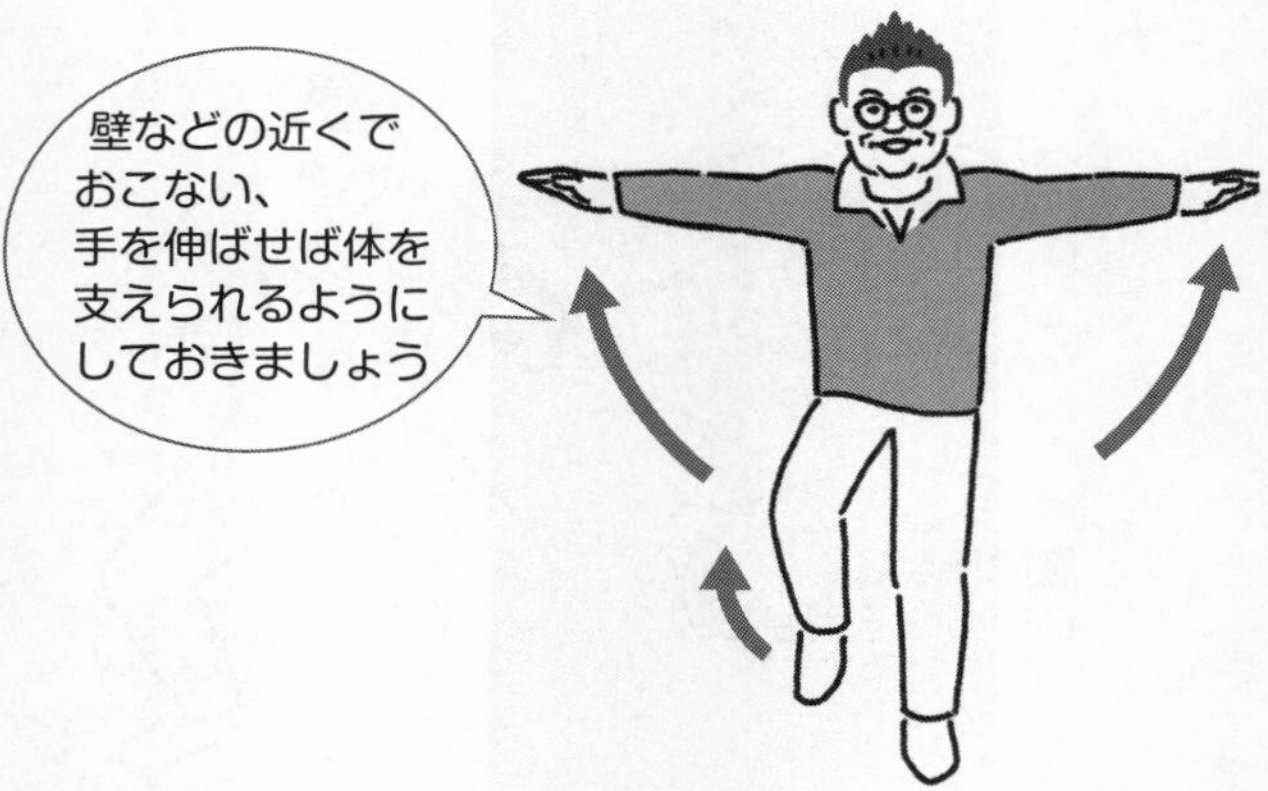
壁などの近くで
おこない、
手を伸ばせば体を
支えられるように
しておきましょう

①両手と右足を上げて、片足立ちをする。
無理のない範囲で５秒〜60秒

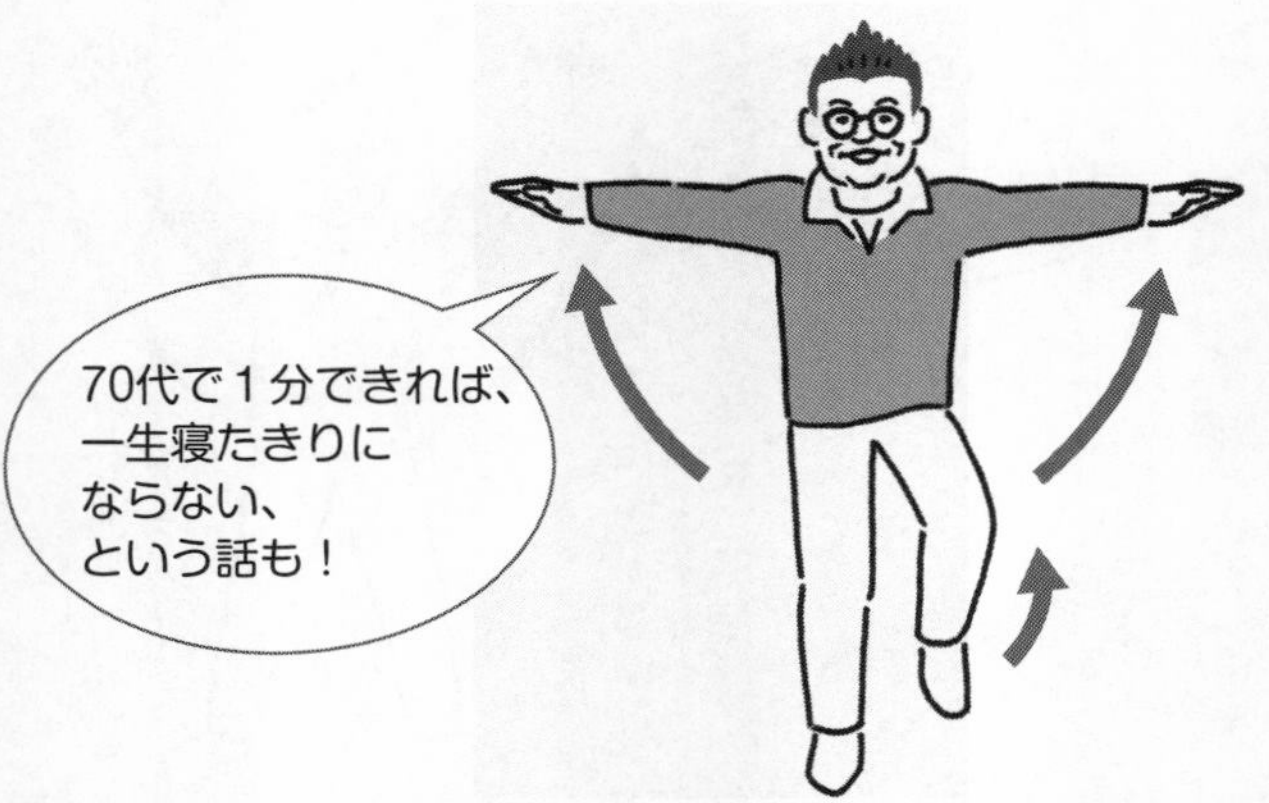
70代で１分できれば、
一生寝たきりに
ならない、
という話も！

②足を替えて、片足立ちをする。無理のない範囲で５秒〜60秒。①と②をゆっくり５回以上繰り返す

生島流・基本のスキマ体操「Wのポーズ運動」

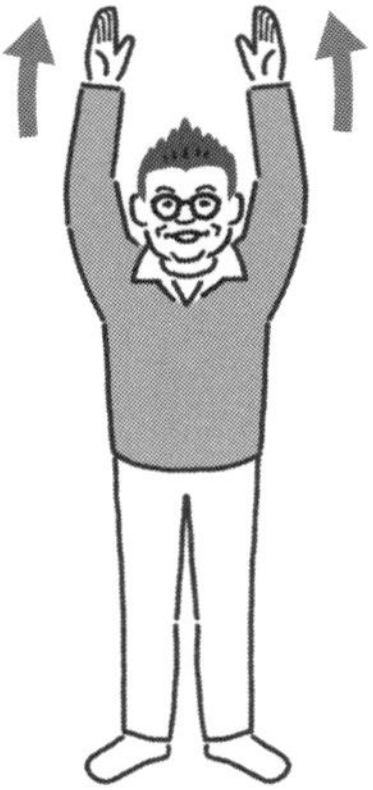

①手のひらが向き合うようにして
頭の上でバンザイをする

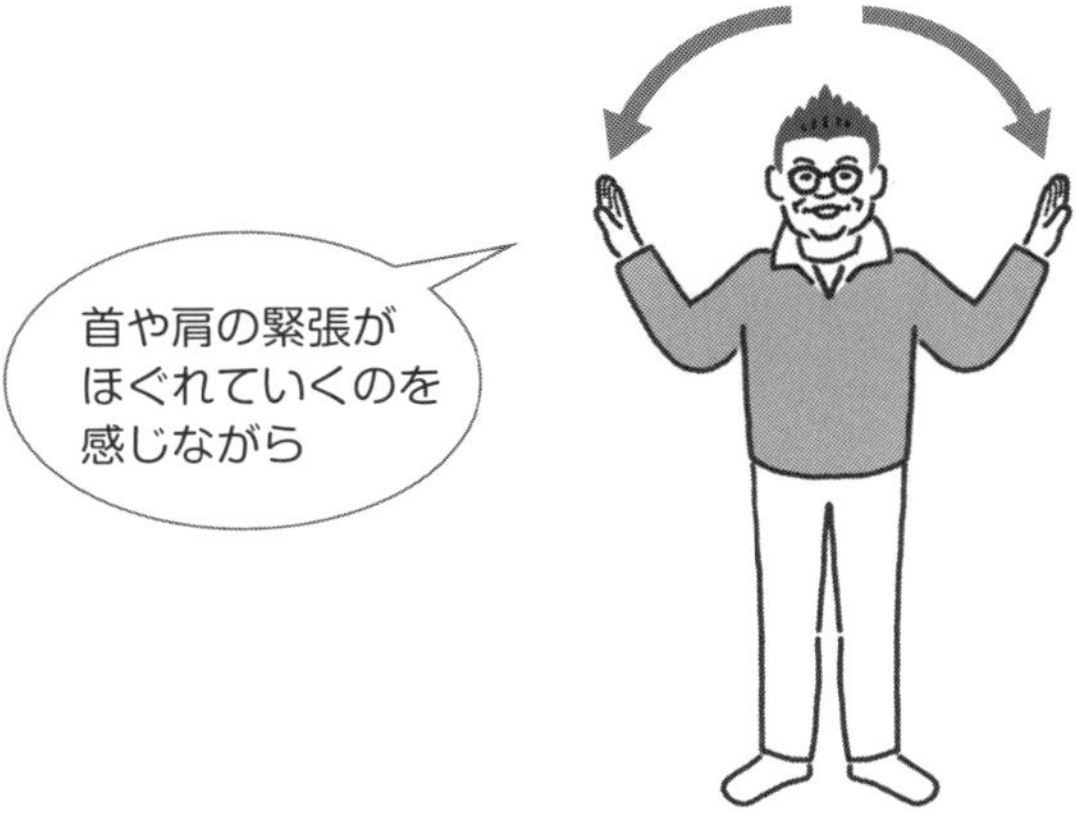
首や肩の緊張が
ほぐれていくのを
感じながら

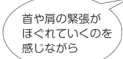

②手のひらを外側に向けながら、
腕を下ろして、Wの字をつくる。
①～②をゆっくり５回以上繰り返す

朝起きがけの「毛管運動」

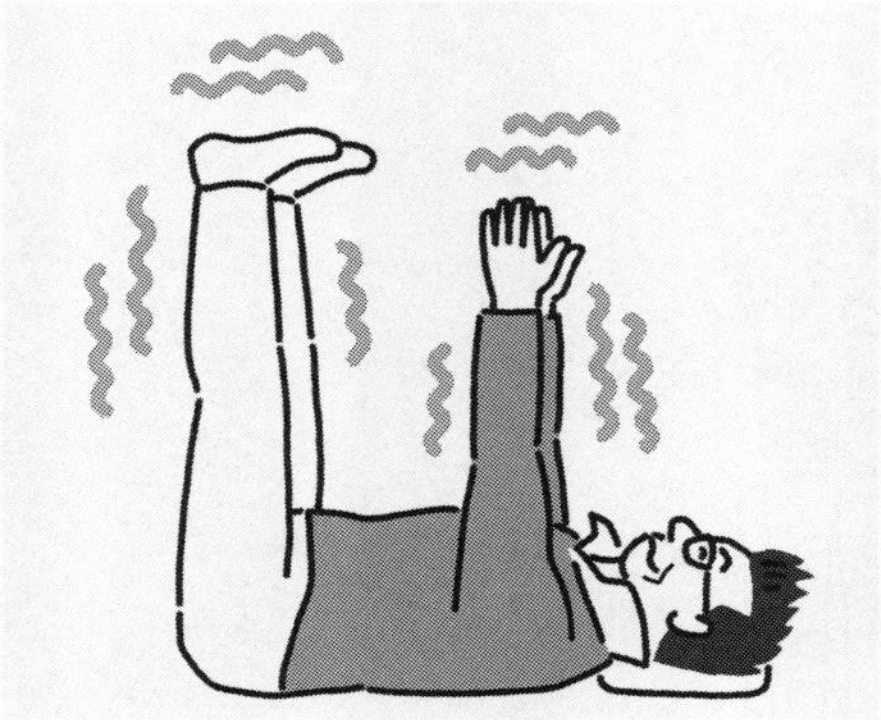

①あお向けに寝て、両手両足を垂直に上げる

②①のポーズのまま、手と足をブルブルと小刻みに震わす。これを30秒ほど続ける

なにをやっているかというと、あお向けの状態で両手足を垂直に伸ばしてブルブルと震わせる「毛管運動」です。

寝起きは元々いいのですが、布団から出る前に毛管運動をすると全身に血液がサーッと巡り出し、体の中が目覚めていく感じがわかります。

毛管運動は時間にして三〇秒ほど。まさに「スキマ」と呼ぶにふさわしい短い時間で、頭はシャッキリ、気分もスッキリ、体はポカポカ。ご機嫌な一日が始まります。

人生は筋肉でつくられる。「貯筋」で人生は変えられる

……鎌田

四〇歳を過ぎると筋肉は毎年一～二パーセントずつ減っていきます。放っておくと七〇歳になる頃には、全身の筋肉量が落ちるサルコペニアになり、いずれ生活に支障が出て介護が必要なフレイルになってしまいます。

貯筋が尽きると寝たきりになる。

ズバッと書かれるとドキッとするよね。

でも、筋肉は手をかければきちんと答えてくれます。それこそ七〇歳でも八〇歳でも、トレーニングで貯筋を増やすことができるのです。

まずは、今の筋肉の状態を確認してみましょう。

椅子に腰かけ、ズボンを膝の上までまくり上げてください。スカートのご婦人はそのままでOK。

上半身を倒して、ふくらはぎの一番太い部分を両手の親指と人差し指でつくった輪で囲んでみましょう。

どうですか？　ふくらはぎと輪っかの間に隙間ができますか？

この隙間が大きいほど筋力が低下していることになります。つまり、これからの人生を支えるには心もとない貯筋ということ。100ページから紹介する運動を、ぜひ日課にしましょう。コツコツ貯筋のスタートです。

反対に、輪っかで囲めないようなら貯筋はたっぷり。目減りしないようにやっぱりコツコツ貯筋していきましょう。

▽毎朝の「鎌田式ウォーキング」で生きる力がわく

生島さんの「モーニング（一歩手前）ルーティン」、実にいいですね。

寝たままできる運動で睡眠中の体のこわばりを取ることで、睡眠から覚醒へと心身の切り替えスイッチが入ります。

僕の覚醒スイッチは「仕事」です。

六時に起きたら六時半から原稿書き。連載が一五本ほどあるので二か月後に掲載される

（図表2-1）サルコペニアの自己チェック

指輪っかテスト

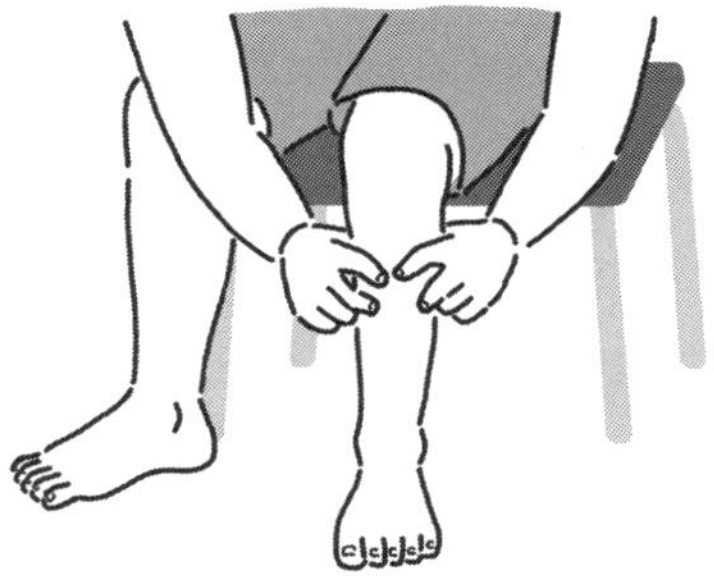

利き足ではないほうのふくらはぎで、
一番太いところを軽く指輪《わ》っかで囲む。

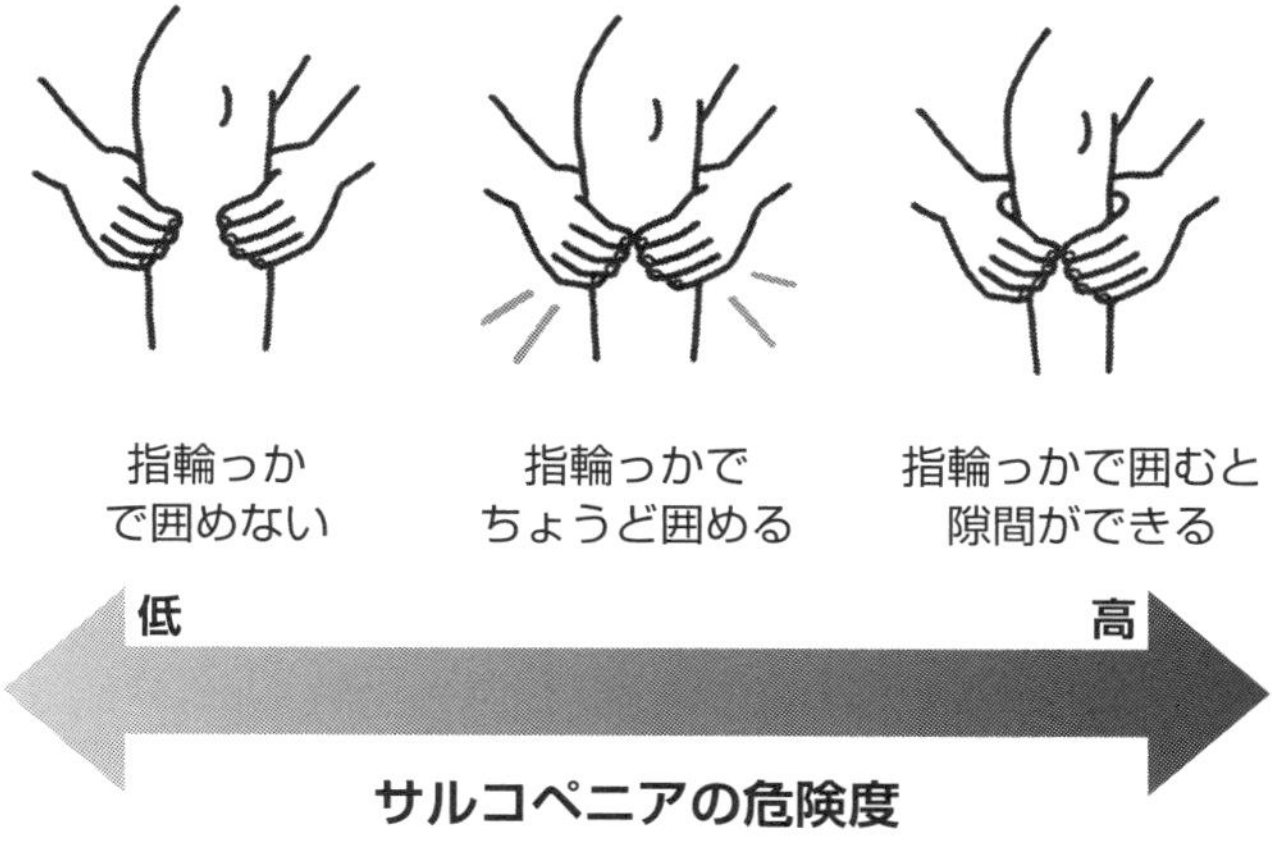
指輪っか
で囲めない
指輪っかで
ちょうど囲める
指輪っかで囲むと
隙間ができる
低
高
サルコペニアの危険度

東京大学高齢社会総合研究機構（柏スタディ）より

（図表2-2）鎌田式フレイル・チェックリスト

体重	□ ダイエットしていないのに、6か月で体重が2kg以上減
体調	□ 日常的によく疲れを感じる □ 何かをする気力が湧かない
食事	□ たんぱく質を意識して摂っていない □ お茶や汁物を飲むとき、むせることがある
歩行速度	□ 前を歩いている人を追い抜くことができない
筋力	□ 濡れたタオルをしっかり絞ることができない □ ビンやペットボトルのふたが開けにくい □ 何かにつかまらないと、椅子から立ち上がりづらい

評価

▶1項目あてはまればフレイル予備軍

▶3項目以上あてはまればフレイルの可能性がある

原稿を季節感や話題性を考えながら仕上げていきます。

朝の原稿書きは二時間ほど。ぶっ通しで机に向かっているわけではなく、キリのいいところで、鎌田式ウォーキング「速遅歩き」を入れます。

あたたかな朝の日差しを全身に浴びながら、清澄《せいちょう》な空気を胸一杯に吸い込んで、速歩き↓遅歩き↓速歩きを繰り返す。

「ああ、今日もいい一日だ」

時間にして一五分程度ですが、活力が湧いてくる。

お金でいえば小銭かもしれないけど、短時間でも、軽い負荷でも、コツコツ貯筋ができれば、これから先が変わります。

日帰り温泉に行ける。レストランで好物を食べられる。生きている限り。死ぬ間際まで。

人生は「筋肉」なのです。

鎌田式ウォーキング「速遅歩き」

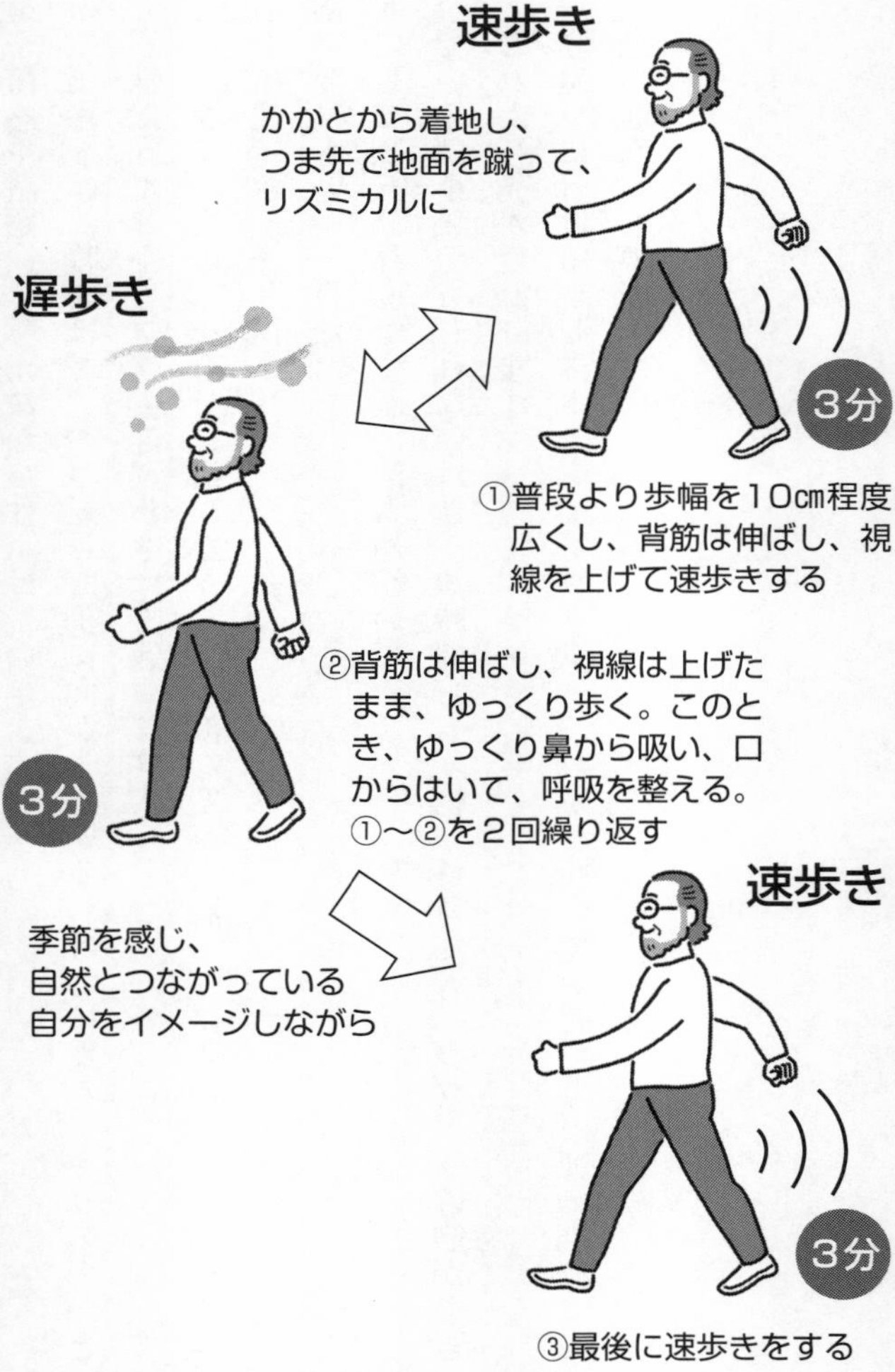
速歩き
かかとから着地し、
つま先で地面を蹴って、
リズミカルに
3分
①普段より歩幅を10㎝程度
広くし、背筋は伸ばし、視
線を上げて速歩きする
遅歩き
3分
②背筋は伸ばし、視線は上げた
まま、ゆっくり歩く。このと
き、ゆっくり鼻から吸い、口
からはいて、呼吸を整える。
①〜②を2回繰り返す
季節を感じ、
自然とつながっている
自分をイメージしながら
速歩き
3分
③最後に速歩きをする

を見ても美しい景色が広がっていてハッとするわけ。これは人生のご褒美なのかなって。スキーで見る景色は、そんなことを実感させてくれます。スキーって斜面を下るので、人生の後半戦に似ているんです。

生島　運動の習慣がない人は、運動にあまり積極的になれないかもしれません。運動経験があっても、運動が義務的・目的的になるとちょっと面倒だな、重いなとか。

でも、運動は心身を自由にしてくれる「手段」。「筋肉を動かすと脳も前向きになる」という筋脳相関（57ページ参照）の実際が、雪山の景色とともにスーッと胸に入ってきました。

鎌田　生島さんもスキー復活しようよ。もうアッシー・メッシーになって、全力でおもてなししちゃうから（笑）。

疲労を溜めないための「入浴」で要介護リスクも低下

……生島

年をとると体力が落ちて疲れやすくなります。「体力＝筋力」といえますから、鎌田先生が言うように一年に一〜二パーセントずつ筋肉が落ちれば、それにともなって体力も低下していくのは当然です。

「なんだか疲れるなあ」と感じるようなら、あなたの「疲れの正体」をまずは知りましょう。疲れは「精神的疲労」「病気が原因の疲労（倦怠感《けんたいかん》）」「生理的疲労」に分けられるそうです。

「精神的疲労」とは、過度なストレスが原因で「眠れない、食べられない、そして疲れが取れない」状態です。

大きな悩みを抱え精神的に疲弊していることもありますが、老人性うつのようにメンタルの問題が隠れていることもあります。

たとえば、かわいい孫の来訪にも心が浮き立たない、漠然とした不安感が拭《ぬぐ》えない、眠れない・眠りすぎるなどは、老人性うつの典型的な症状です。これといったトラブルがないのに気持ちが沈んだままのようなら、「いずれよくなる」と素人判断せずに専門家に相談してください。

「病気が原因の疲労（倦怠感）」の場合は、心身に負担をかけることを避け、原因となっている病気の治療に専念する必要があります。

三番目の「生理的な疲労」は、食事、休息（睡眠）、活動（運動）のバランスが崩れたことで生じます。貯筋が楽しくなって張り切りすぎて、翌日、ちょっとだるいとか、動きたくないとか、そんなときです。よい睡眠をとる、必要な栄養素を補う、ゆったりと過ごすなど体を休めることで回復します。

▽入浴で究極のセルフケア

自宅でできる疲労回復法といえば「入浴」です。若いときはシャワーでサッと済ますことも多かったのですが、今は必ず湯船に浸かるようにしています。

四二度以上の熱々のお湯は血液がドロドロになる危険があるので、三八～四〇度のぬるめのお湯にゆったり浸かるようにしています。この温度は血行促進作用があり血栓予防にもなるそうです。江戸っ子も七〇歳を過ぎたら、「ぬる湯」でのんびりしましょう。

湯船に浸かってホッとひと息ついたところで、僕は足の指の間に手の指を入れて、左右各一〇〇回ずつ「足首回し」をします。これをすると、「ぬる湯」なのに途端に汗が噴き出るぐらい体熱がアップするので湯冷め知らずです。

いい具合に体がポカポカしたら、一〇分ほど湯船でのーんびり。筋肉のこわばりが取れていくに従い、体のすみずみまで血液が流れていくのが感じられ、疲労物質が排出されていくイメージが浮かびます。あ~極楽、極楽。

湯に浸かっているのは合計で一五分ほど。これぐらいなら脱水症状から血液ドロドロ、そして脳梗塞や心筋梗塞……といった心配はありません。

▽湯船に浸かると介護リスクが減る

お風呂を上手に利用すると、疲労回復だけでなく要介護リスクも減るそうです。

千葉大学が発表した入浴に関する調査結果を知ると、お風呂が大好きになりますよ。

要介護認定を受けていない高齢者約一万四〇〇〇人を三年間調査したそうです。すると、

運動すると血管内皮細胞で一酸化窒素が作られ、その作用によって血管がやわらかくしなやかになります。柔軟性を得た血管は拡張するので血液の流れがスムーズになって血圧低下の効果も期待できます。

一酸化窒素を作るために特別に難しい運動をする必要はありません。ウォーキングやスクワットなど、シンプルな運動で十分です。

一酸化窒素はギュッと締めた血管を一気に開放するとたくさんできるので、生島さんもやっている「グーパー運動」（77ページ参照）もおすすめしたい運動。

実践してほしい呼吸法もあります。「腹式呼吸」と「片鼻呼吸」で、こちらは自律神経を刺激することで一酸化窒素を増やします。

血流がよくなると一度ゴースト化した血管にも血液が再び流れ出します。鎌田式運動の代表格である鎌田式「スロー・スクワット」（102ページ）でお尻や太ももなどの大きな筋肉を、鎌田式「かかと落とし」（103ページ）で第二の心臓といわれるふくらはぎを刺激し、全身の血流を促進しましょう。ふくらはぎは毛細血管がもっとも密になっています。ここに刺激を与える鎌田式「かかと落とし」は、老化予防の秘密兵器です。

鎌田式「腹式呼吸」

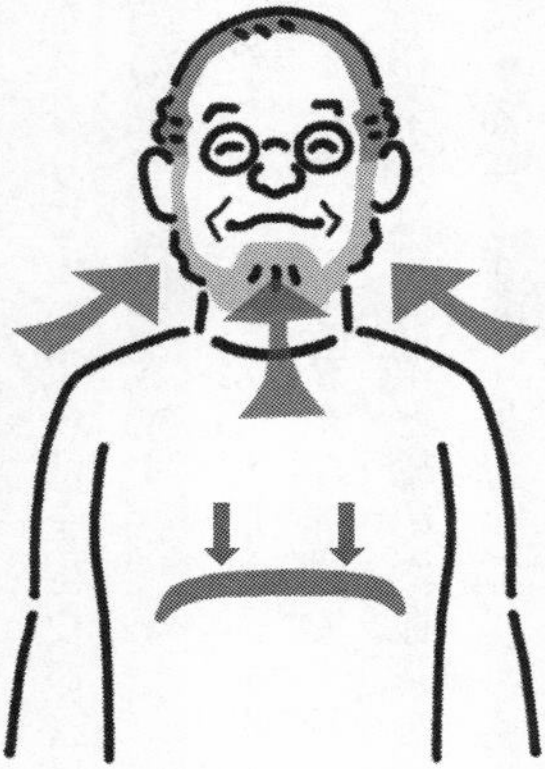

①鼻から3秒間、息を吸う。このとき、できるだけお腹を膨らませ横隔膜を下げる

②3秒ほど息を止める

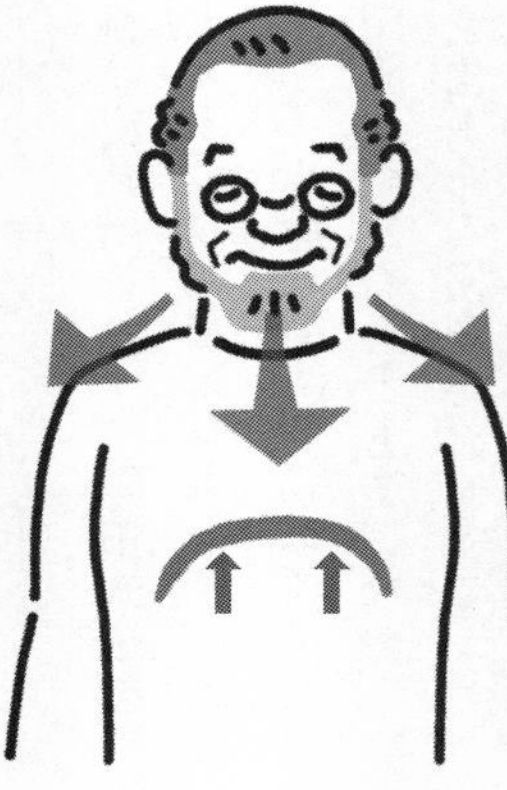

③その後、7秒かけてゆっくりと口から息を吐き出す

④お腹をへこませ、おへそが背中にくっつくイメージで横隔膜を上げていく。①〜④を5回ぐらい繰り返す

鎌田式「片鼻呼吸」

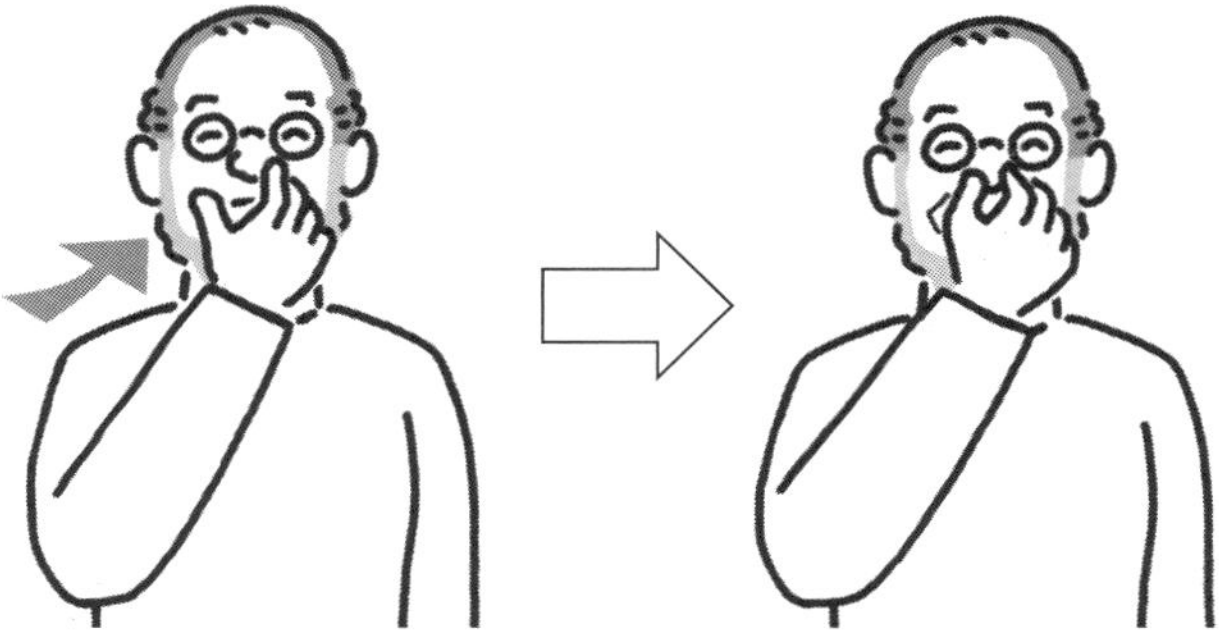

①指で左の鼻の穴をふさぎ、右の鼻だけで３秒間息を吸い込む

②指で両方の鼻の穴をふさいで、３秒間呼吸を止める

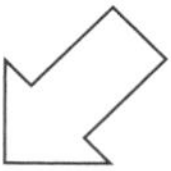

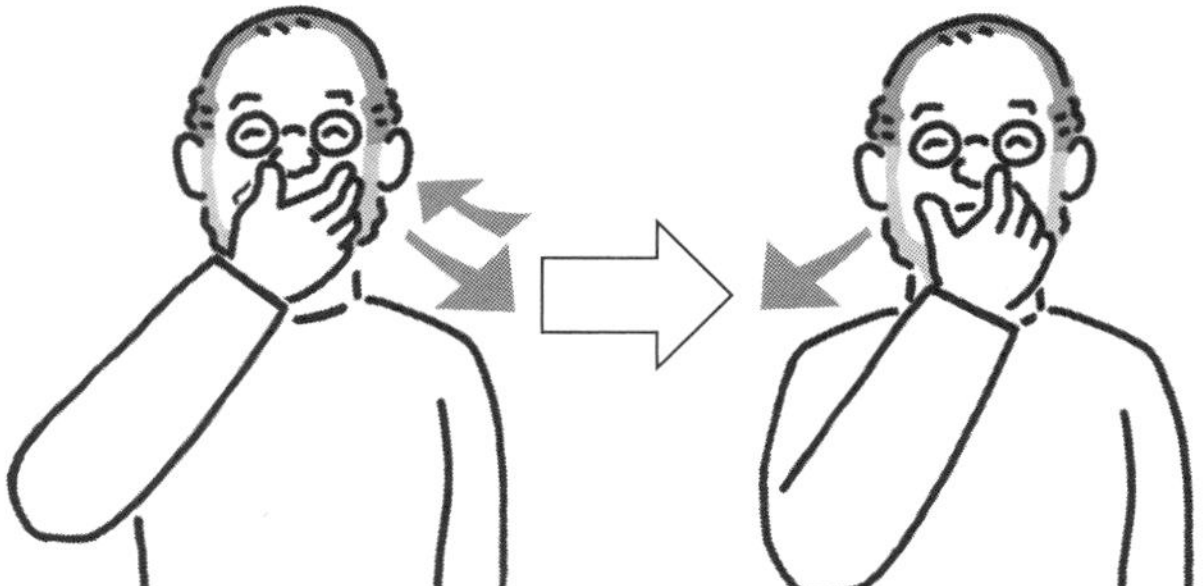

③次に指で右の鼻の穴だけをふさぎ、左の鼻だけで７秒間息を吐き出す

④吐き出し終わったら、そのまま左の鼻から３秒間、息を吸う

⑤両方の鼻の穴をふさいで３秒間息を止め、今度は右の鼻だけで７秒間息を吐き出す。①〜⑤を５回ぐらい繰り返す

鎌田式「スロー・スクワット」

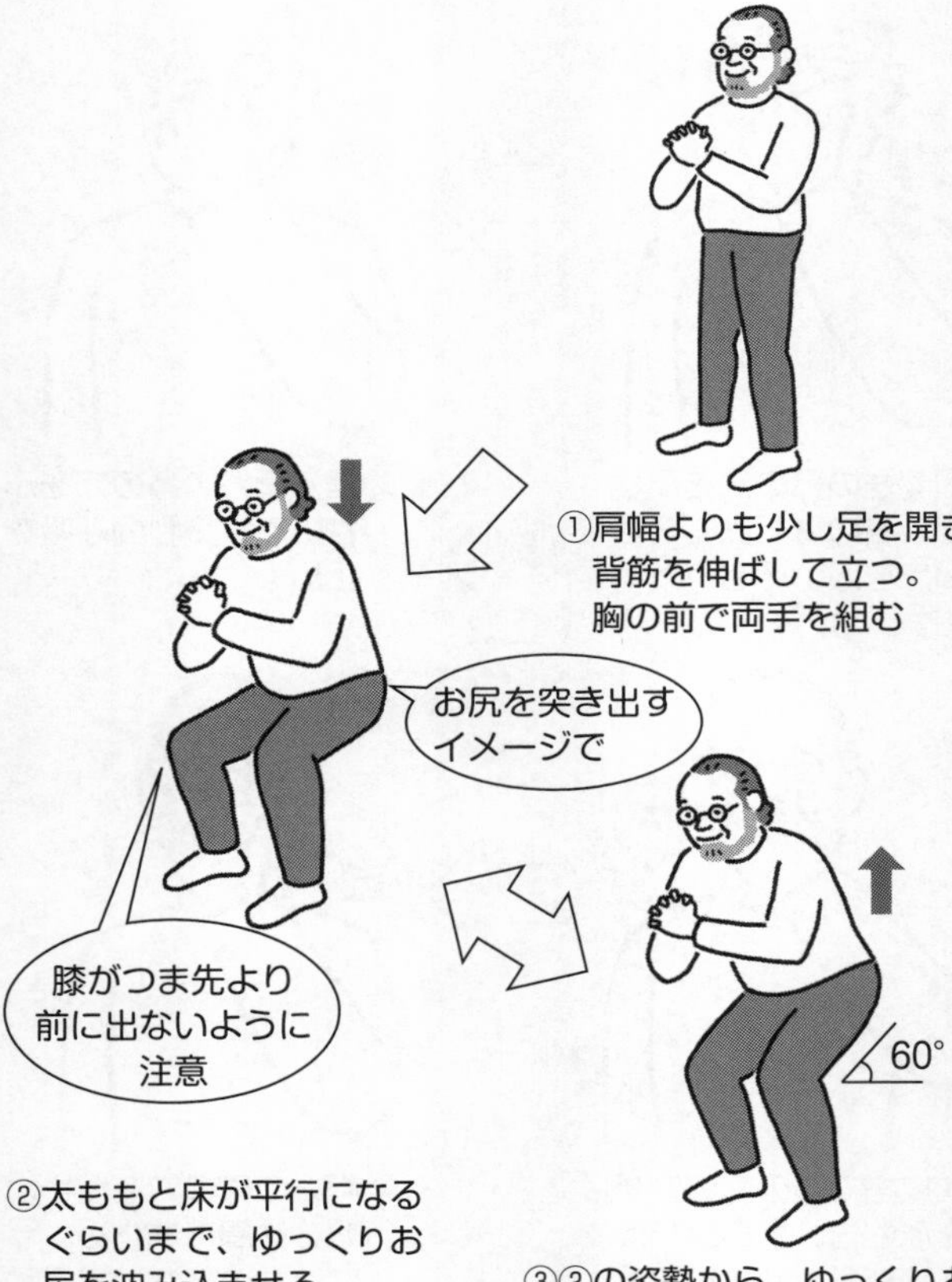
お尻を突き出す
イメージで
膝がつま先より
前に出ないように
注意
60°

①肩幅よりも少し足を開き、背筋を伸ばして立つ。胸の前で両手を組む

②太ももと床が平行になるぐらいまで、ゆっくりお尻を沈み込ませる

③②の姿勢から、ゆっくりお尻を上げ、太ももと床が60度ぐらいのところで止める。②〜③を5回繰り返し、①の体勢に戻す

生島　「炎症」はウイルスや細菌などの異物を排除するための反応ですよね。免疫反応のひとつだと思うんですが、「慢性」で常に炎症しているのは、よろしくない感じがあります。

鎌田　生島さんが言うように「炎症」は免疫反応だから必要なことなんです。でも、それが長く続く、いつまでも収束せずに「慢性化」するとトラブルメーカーになる。

生島　慢性炎症はどんな問題を起こすんでしょう？

鎌田　万病！　動脈硬化、認知症、うつ病とあらゆるトラブルに関与しているんです。

生島　えー、じゃあ日本人の二人に一人が生涯にかかると恐れられている「がん」なんかも慢性炎症の影響を受けているんでしょうか。

鎌田　がん遺伝子があっても「がんになる人」「ならない人」がいますよね？　その違いは何か？　慢性炎症がトリガー（引き金）になっている可能性があるといわれています。がん遺伝子があっても慢性炎症がなければ、がんにならないということです。

◇慢性炎症の特効薬は「運動」

生島　厄介ですねえ。どうして起きてしまうんですか？

鎌田　なぜ慢性炎症になるのかはまだ解明されていないんです。現時点ではっきりしているのが、肥満と慢性炎症の関係。高血圧、高血糖、歯周病、ストレスなども慢性炎症を起こすといわれています。サイトカインという炎症物質が関係している可能性があります。メタボの人はサイトカインの分泌が多いんだけど、体重が落ちるとサイトカインも減るんです。それから年をとるとどうしても慢性炎症は避けられないので、高齢者は極端なダイエットはいけないけどあまり太りすぎないほうがいい。

生島　そういえば健康長寿な方は少々ぽっちゃりとか恰幅《かっぷく》がいいとかはあっても、あからさまに太っている方は少ないですよね。

鎌田　まさにその通り。慶應義塾大学医学部百寿総合研究センターが、一〇〇歳を超えるご長寿の方の共通点として挙げているのが「肥満と糖尿病が少ない」こと。

肥満には高血圧や高血糖がセットでしょ？　慢性炎症は高血圧と高血糖を好むんです。逆も真なりで、慢性炎症は「運動がキライ」ということになる。運動すると血流が促進されて血圧も安定するし、血糖値を下げるホルモンが出るからです。

生島　運動のほかに慢性炎症を抑えるポイントはありますか？　野菜を摂るとか？

鎌田　そうです。野菜をたっぷり摂ること。野菜の抗酸化作用で慢性炎症が起きにくくなります。一日三五〇グラムは摂りたいですね。

三章

お金と認知症の心配も「貯筋」があれば乗り切れる！

バブルの後遺症で莫大な借金生活に直面（汗）……生島

「御社で修業を積んで腕を磨きます。そして、そのときが来たら独立します」

入社試験の最終関門、役員面接で学生がこんなことを言ってきたら、どう思います？

僕だったらどうするかなあ。悩ましいところですが、こんな小生意気な若造を採用してくれたのがＴＢＳです。そう、右の台詞は最終面接での僕の発言。若気の至りです。

当然、役員から「じゃあ最初から独立してやっていけばいいじゃない」と返されたのですが、そこは想定内。慌てず騒がず。

「民放の雄であるＴＢＳで修業させてください。独立後は絶対に恩返しします。よろしくお願いします！」と、言い切りました。

突拍子もない発言の若造になにがしかの可能性を感じたのか、単に「イロモノ扱い」だったのか、とにもかくにも受け入れてくれたＴＢＳの懐の深さには感謝です。

面接での宣言通りに、僕は四〇歳目前の一九八九年三月末でＴＢＳを退社。「株式会社生島企画室」を設立し、フリーアナウンサー、そして経営者として新たなスタートを切りました。独立元年はバブル真っ只中。年収は会社員時代から一気に跳ね上がりました。

でも、組織に属するということはお金に換算できない「安心や安定」があります。TBSという組織で仕事に邁進《まいしん》する仲間たちは、刺激にもなり勉強にもなりました。離れてみると古巣の偉大さ、ありがたさが身にしみて、それがそのまま先々の不安へと形を変えていく。だから、がむしゃらに働きました。

その甲斐あって僕自身の仕事は順調に増えていき、アナウンス業だけでなく芸能マネジメントにも力を入れ、タレントやキャスターを多数抱えるようになりました。

まさに順風満帆。我が世の春。

でも、今振り返ると「好事魔多し」。この言葉こそ当時のヒロシに贈りたい！

▽気がついたら借金一〇億円

バブルの時代、多くの人が絢爛《けんらん》な世相の影に潜む「魔」に人生を狂わされました。僕にとっての「魔」は「不動産投資」でした。

「不動産を買えば倍になって戻ってくる」と言われ、実際に購入したマンションが二倍三倍で売れることが続き、僕はすっかり油断してしまった。不動産投資では、その人の人生や家族の暮らしを一変させるような大金が動きます。他人の人生をつぶすことを意に介さず、平気でウソをつく人がいるとは夢にも思っていなかったのです。

独立して一〇年あまりが経ったとき、借金は一〇億円にまで膨れ上がっていました。ちょうど五〇代に入った頃で、子どもの教育費、義母の介護の負担が一番大きい頃。社員も増え、その家族への責任ものしかかってきます。

さらに仕事の潮目まで変わってきました。それまでもっていた帯番組でのレギュラーがなくなったのです。全国放送で長年メインで司会を務めていたら、やっぱり意地もプライドもあります。でも、借金の返済は待ったなし。リストラをしたらひと息つけるかもしれないけど社員を切り捨てたくはない。

胃薬が手放せないほど精神的に追い詰められた時期もありましたが、「絶対に返す、絶対に逃げない」と覚悟を決めてとにかく働きました。地方局での仕事、通販番組の司会など「なんでもやってやる」と腹をくっていたとき、声をかけてくれたのがTBSラジオ。月曜から金曜まで朝の五時から一時間半の生放送、『生島ヒロシのおはよう定食／一直線』はこうして始まったのです。

ケアのモデルとなっています。

社会福祉協議会のスタッフ、保健師さん、市民の皆さんと意見交換する勉強会を開いて、諏訪中央病院が地域で果たすべき役割を探りました。そこで初めて知った在宅介護のお風呂問題。寝たきりになってから体を拭くぐらいだったお年寄りに、何年かぶりで入浴を楽しんでもらう「お風呂に入れちゃう運動」は本当に喜んでもらえました。

病院の再建に取り組む僕たちが掲げたのは「利益を上げること」ではありませんでした。患者さんを一人の人間として見る。患者さんに連なる家族も見る。その人たちが根を張る地域も見る。健康づくり、看取り、在宅医療・ケアを三本柱とした「あたたかい医療」を完遂することでした。

さあ、あのつぶれかけの病院の今は？

看護師が志をもって長く働き、たくさんの医師の卵が理想を胸に学びに来る。そして、患者さんは治療から看取りまで信頼して任せてくれる。そんな多くの人を引きつけるマグネットホスピタルに生まれ変わりました。

僕が病院を退職するまでに約30億円くらいの貯金ができる病院になりました。病院経営はいつも大変ですが、後輩たちが実によくがんばっています。

借金問題で眠れぬ夜の対策は？

鎌田　この本の企画書には「たん活」「貯筋」「菌活」と僕の得意分野が並んでいたんだけど、ひとつ異色な項目があってそれが「お金の苦労」。僕が一番聞きたかったのが生島さんの借金の話なの（笑）。

生島　いやあ、バブルにやられました。高い勉強代でしたね～。でも、鎌田先生もいろんな支援活動をやってるとお金のご苦労はあるでしょ？

鎌田　チェルノブイリやイラクの子どもたちへの医療支援、東日本大震災支援、そしてウクライナからの避難民支援活動ではお金の工面で頭を悩ますことはあるけど、応援してくれる方も多いし。毎年、ふたつのＮＰＯで支援活動を続けてきました。チェルノブイリの子どもたちの支援から、ウクライナの子どもたちの支援へと発展し、毎年二億円以上のお金を集めてきましたが、さらに支援を厚くするために、活動の理解者を多くしようと努力しています。僕が広告塔なので、けっこう大変です。

生島　待っていてくれる人もいる。
鎌田　そう、力が出るよね。確かに大変だけどマイナスをゼロに引き上げる「借金」とはプレッシャーの質が違うかな。一〇億ってすごいと思う。完済したのもすごいけど、笑って話してるのもすごい。一時期は胃薬を飲んだようだけど、眠れなかったりもしました？
生島　眠れない夜もありましたが、一日二日もすると、「ま、いっか」「なんとかなるさ」の精神で立ち直ってました（笑）。昔から本当に超がつく楽天家なんですよ。
鎌田　羊を数える代わりに、生島さんの金言「ま、いっか」で眠りについたとか？
生島　「ま、いっか」は借金やらの艱難辛苦《かんなんしんく》を乗り越えてたどりついた境地（笑）。そんなときでも眠れたのはやたら筋トレをしていたから、単純に体が疲れていたのが理由かもしれません。僕ね、新人アナウンサー時代から、失敗したり窮地に立たされたり、とにかく大きなストレスを感じたらひたすら筋トレしたんですよ。

◇トレーニングが活力を生む

鎌田　すばらしい。筋トレをすると男性ホルモンのテストステロンが分泌されるんです。別名「やる気ホルモン」ともいって、筋力アップだけでなくメンタルもアップしてくれる。

精神的にタフになれるんですね。筋トレをするとほかにもありがたいホルモンが出るの。幸せホルモンというセロトニンや、脳内麻薬の異名もあるドーパミンやβ《ベータ》エンドルフィンは多幸感をもたらしてくれます。

生島　腕立てや腹筋、スクワットに四股と、思いつく限りのトレーニングをそれこそ映画のロッキーになったつもりでがむしゃらにやるんですよ。

鎌田　もうホルモン出しまくり（笑）。

生島　体力が余っていると「あーでもない、こーでもない、あああ、どうしよう！」とアレコレ考える余裕もあったんでしょうが、もうクタクタだったんで。

鎌田　クタクタになるまで動くとあとは寝るだけ。最良の睡眠法です。

生島　金銭面でピンチになると、最後に頼りになるのは自分の体だけだと切実に感じるんですよね。「絶対に倒れたらいけない」というプレッシャーはきついけど、鍛えていれば「体だけは大丈夫だ！」と自信が生まれる。ひとつでも確かな安心材料があると、楽天家の僕なんかは「万事うまくいく！」と思えちゃう。

鎌田「いざとなったら身ひとつで生きていける」。そんな体をつくる生島流の危機管理。これは老後の暮らしに不安を抱く人にぜひ実践してほしい。ポジティブなのがいいです。

叩き込まれました。経済環境が厳しくなり、高齢化が進み、老人を狙った犯罪が増え……と、決して安穏とできない現在の日本。僕たちが自分の健康とお金というふたつの財産を守り抜くためには、「自助努力、自主判断、自己責任、自己防衛」という「武器」が必要だと強く感じます（ただし、お金が絡むことは「自主判断」に要注意。「自分で決める」ではなく「相談することを決める」と捉えてください）。

「若さ」という勢いはなくても、何十年と培ってきた「経験」と「知恵」で、「自助努力、自主判断、自己責任、自己防衛」という「武器」を磨いていきましょう。

鎌田式「ウォーキング」で認知症を振り切る……鎌田

がんは約一七八万人、心疾患は約一七三万人、脳血管疾患は約一一一万人の患者さんがいるといわれています。

では、認知症の患者さんは、どれぐらいいると思いますか?

その数約六〇〇万人。さらに認知症予備軍(MCI:Mild Cognitive Impairment)も同じぐらいいると推定されています。

認知症に要する費用には「医療費」「介護費」「インフォーマルケアコスト」があります。インフォーマルケアコストは聞き慣れない単語ではないでしょうか。これは家族などが無償でおこなうケア(介護)を現金換算したものです。

さて、それぞれどれぐらいかかっているかというと、実に莫大な金額になります。

医療費……一・九兆円

介護費……六・四兆円
インフォーマルケアコスト……六・二兆円　　合計……一四・五兆円

国の一般会計予算が一一四兆円。一四・五兆円がどれほど大きな額かがよくわかると思います。まさに僕たち「団塊の世代」が当事者となる「二〇二五年問題」が、すぐそこまで来てしまいました。

二〇二五年、団塊の世代八〇〇万人が七五歳以上の後期高齢者となり、日本は超高齢化社会に突入します。雇用、医療、福祉など社会の広い範囲に影響が出る、これが「二〇二五年問題」です。

二〇二五年問題のトピックのひとつとして挙げられるのが「認知症」です。介護施設や介護人材の不足は必至。さらに、認知症にかかる費用は二〇兆円の大台に乗ると予測されています。

▽僕らの元気が日本を明るくする

景気が低迷し、物価は上がっても給料は上がらず、税負担は重くのしかかってくる。庶民の心に経済不安が影を落とすようになって、もう何年が経とうとしているでしょうか。

その一方で、防衛費の増大で毎年四兆円の追加財源が必要と政府は発表しました。

ロシアのウクライナ侵攻以降、世界は緊張に包まれています。日本と近隣諸国との関係から防衛力を強固にすることも大事でしょう。

「でも」と思うのです。いくら防衛力を高めても人口減少が続く限り、国の力は衰退していくばかりです。

少子化に歯止めがかからないまま五年一〇年と経過していくと、モノを作る・売る・買う人はどんどん減っていき経済力は低下するばかり。国力の指標となるＧＤＰもよその国に追い抜かれていくばかりです。こんな予測は暗澹《あんたん》たる気分になります。

僕は黙って見ていられなくなりました。二〇二二年に子ども・子育て市民委員会というのをつくり、少子化対策をして人口減少を食い止めないと、この国は経済大国から経済小国になっていくと訴えました。二〇二三年三月には首相官邸に呼ばれて、どう改善したらいいのか、意見を述べさせてもらいました。

でも、我々の世代が認知症予防をすることで、未来を明るくすることができるかもしれません。僕らが認知症にならなければ、一四・五兆円もの金額が浮く。それを次世代の幸福のために使える可能性があります。

若い夫婦が「もう一人子どもを」と思えるかもしれない。

子どもたちの「学びたい気持ち」を応援できるかもしれない。

障害や病気をもつ人も「安心して出かけられる街づくり」ができるかもしれない。


なにより、認知症にならないということは、本人が一番幸せです。介護や金銭面の心配がなければ家族も幸せです。

▽「幅広歩行」が次世代への贈り物に

僕らの、家族の、次世代の「幸せ」はどこにあるのか？

僕らが大股でずんずんと歩いた先に待っています。

認知症は歩くこと、とくに歩幅を広くとって歩くことで予防できるからです。

高齢になるととくに女性は歩幅が狭くなります。女性の場合、歩幅が狭くなった人と、歩幅が広くても歩ける人を比べると、狭い人のほうが認知症になるリスクは五・八倍も高くなるのです。男女合わせた場合でも三倍になるので、大股でずんずん歩けるかどうかで認知症のリスクが全く変わってしまいます。

二章86ページで紹介した鎌田式ウォーキング「速遅歩き」を認知症対策用にバージョンアップした鎌田式「認知症予防ウォーキング」をご紹介しますので、ずんずん歩いて「幸せ」をつかみに行きましょう。

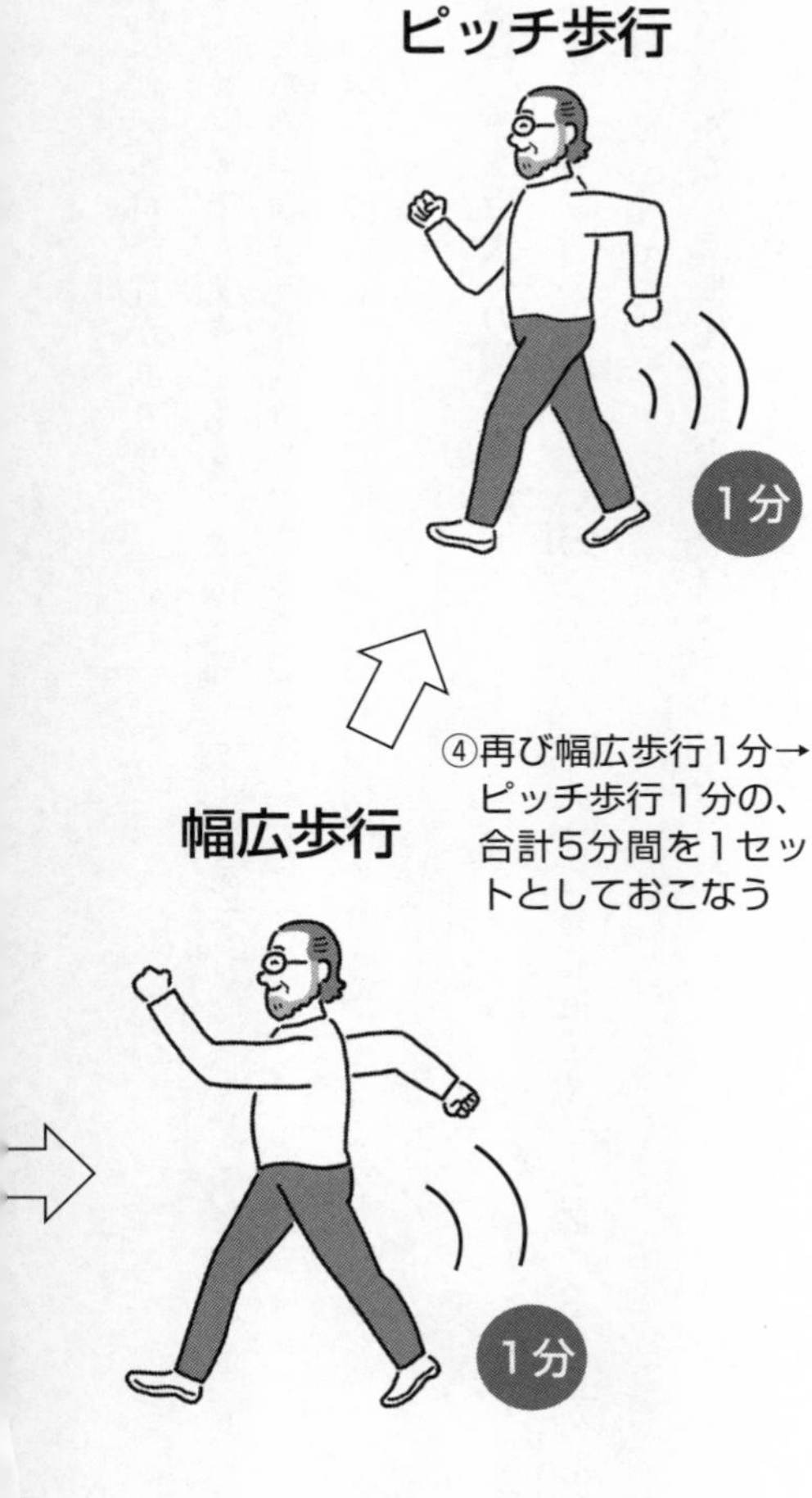

ピッチ歩行
1分
④再び幅広歩行1分→
ピッチ歩行1分の、
合計5分間を1セットとしておこなう
幅広歩行
1分

鎌田式「認知症予防ウォーキング」

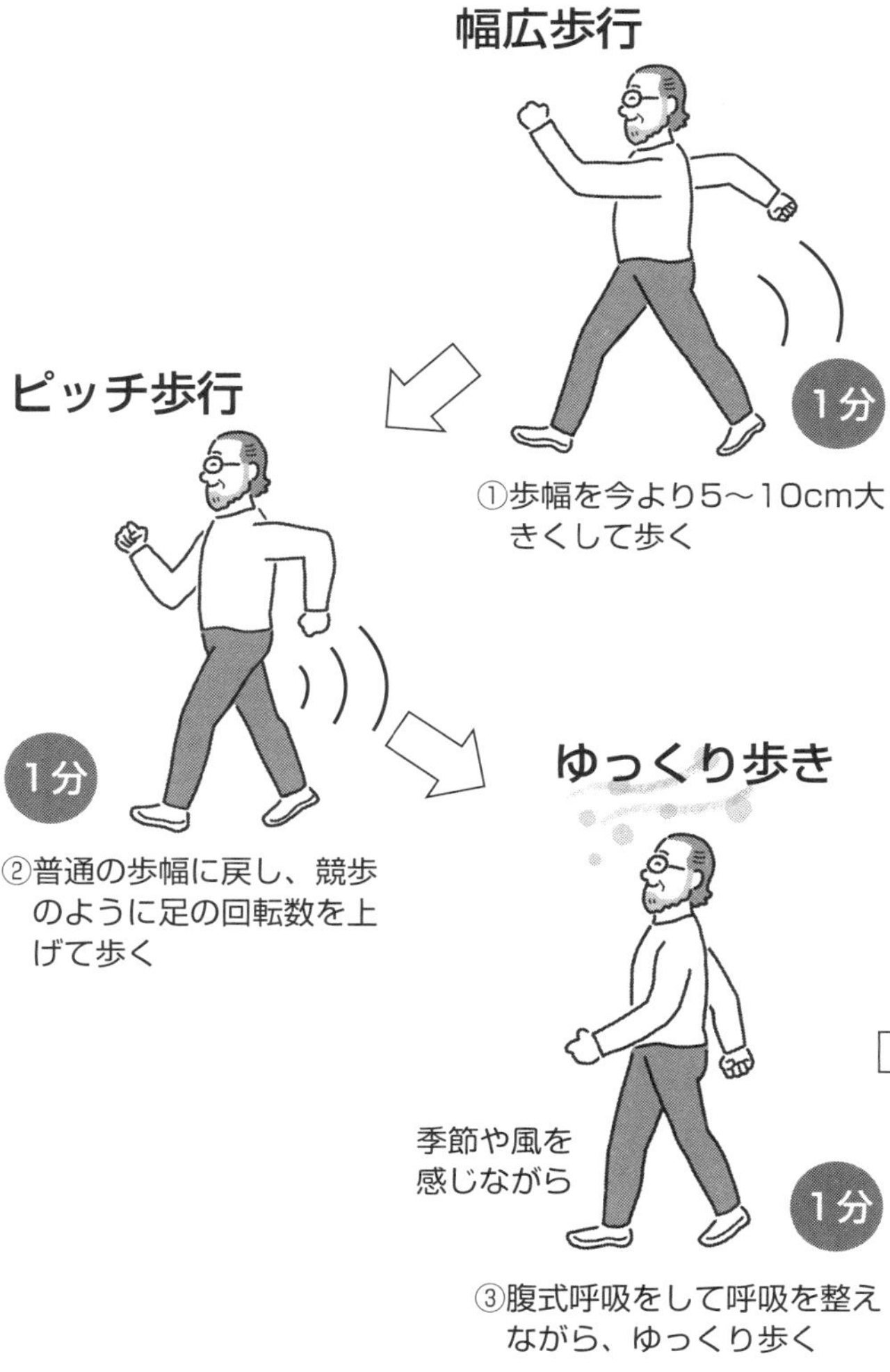
幅広歩行
1分
①歩幅を今より5～10cm大きくして歩く
ピッチ歩行
1分
②普通の歩幅に戻し、競歩のように足の回転数を上げて歩く
ゆっくり歩き
季節や風を感じながら
1分
③腹式呼吸をして呼吸を整えながら、ゆっくり歩く

認知症問題、気をつけたい「凍結資産」って？

生島　三章では、「お金」や「認知症」といったちょっとシビア、でも皆が気になるお話が続いています。

鎌田　気が抜けない状態です、今の日本は。明るい展望を描くことは難しいかもしれない。

生島　確かに。でも、打つ手がないわけではなくて、「運動」が老後の暮らしの「安心」をもたらしてくれるとわかりました。認知症予防にも効果があるんですから。

鎌田　筋肉は、体を動かす・姿勢を保つといった働きのほか、マイオカインというホルモンも分泌するんですよ。マイオカインには三〇種類ほどあることがわかっていて、そのひとつであるイリシンが血流に乗って脳に届くと、神経細胞を活性化させるんです。

生島　紹介していただいた鎌田式「認知症予防ウォーキング」で、どんどん脳を活性化させましょう！　そういえばプラトンはじめ古代ギリシャの哲学者は歩きながら講義したっていいますけど、木漏れ日の中ゆったり歩くイメージを抱いていましたが、意外と大きな歩幅でずんずん歩いていたのかも（笑）。

鎌田 速遅歩きなんかしてね（笑）。ウォーキングだけじゃなくて、二章でご紹介した各種運動でもマイオカインはしっかり出ますよ。

◇お金があるのに使えない、認知症の「凍結資産」

生島 認知症で介護が必要になったら、施設か家かということになります。在宅介護は費用が抑えられるかというと、そうでもない。生命保険文化センターの調査では、介護ベッドや住宅のリフォームなどの初期費用の平均は約七四万円。その後の毎月の出費は、デイサービスなどの介護サービス、医療費・介護用品代を合計して平均八・三万円。一年で約一〇〇万円になります。

鎌田 既往症の有無や認知症の原因にもよるので一概には言えませんが、認知症の方の平均余命はだいたい五〜一二年とされています。怖いのは、その間の費用をまかなえるだけの貯蓄があったとしても、認知症になるとお金を引き出せなくなるんです。

生島 金融機関の資産が凍結されるんですよね。詐欺被害から認知症の患者さんを守るためではあるけど。

鎌田　認知症患者全体が保有する資産総額、どれぐらいだと思います？　金融と不動産を合わせて約二五五兆円といわれているんです。尋常じゃないでしょ？

生島　個人の金融資産が約二千兆円といわれていますから、その一割強ですか。それだけの資産が凍結されると国の経済としても大損害だし、とにかくご家族が大変ですよね。

鎌田　娘さんが「母の代わりに」と通帳と印鑑を持って銀行に行っても、凍結されるとお金は引き出せませんからね。

生島　お金はあるのに使えないなんて、こんなつらいことはないですよね。「もう少しいことを、もう少しラクなことを、そのためにもう少しのお金」の「もう少し」が出せないのはつらいなあ。

◇元気なうちに、もしもに備える

鎌田　本人も家族も苦労しちゃうよね。お金が「絵に描いた餅」にならないように、「そろそろ怪しくなってきたな」と、ふと感じるときが来たら成年後見制度を検討してもいいと思います。

生島　成年後見制度を利用すると、財産管理から施設入所、入院の手続きなど後見人に面倒見てもらえるんですよね。

鎌田　法定後見制度と任意後見制度があって、法定後見制度は判断力が低下してから申し立てるもの。任意後見制度は、そうなる前に自分で申し立てできます。任意後見制度だと後見人を自分で指名できるし、後見人に頼みたいことも自分で決めることができます。たとえば、延命治療はイヤだとかね。

生島　資産の取り扱いもスムーズにいきそうですね。

鎌田　法定後見制度は親族以外が後見人に指名されることが多いので、いくら親のためであったとしても自由にスピーディーに資産を動かせないこともあるそうです。お金の手当てとして「代理人カード」ぐらいは準備しておいてもいいかもしれないですね。

生島　代理人カードがあると、本人以外がATMなんかで入出金ができるんですよね。進学で一人暮らししているお子さんの仕送り用に持たせてる親御さんも多いと聞きます。

鎌田　代理人カードを子どもか配偶者かに渡しておけば、もしものときに「お金はあるのに使えない！」なんて事態は避けられます。

生島　後見人や代理人カードなど、身内からはなかなか言い出しづらいところもあると思うんです。自分の責任として元気なうちに調べて手を打つことは大事ですね。

（図表3-1）成年後見制度とは

法定後見制度

すでに判断能力が不自由な場合

親族が家庭裁判所に申し立てをし、家庭裁判所が選ぶ

↓

判断能力の程度によって「後見」「保佐」「補助」の３区分がある

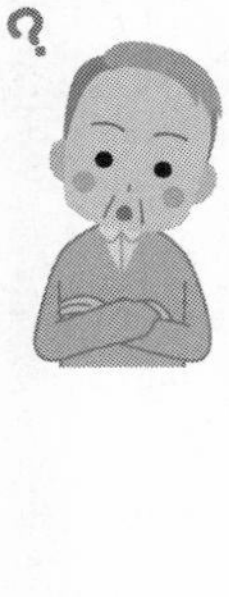

任意後見制度

将来、判断能力が不自由になったときに備える場合

本人が代理人を決めて公証役場で任意後見契約を結ぶ

↓

判断能力が低下後に効力発動

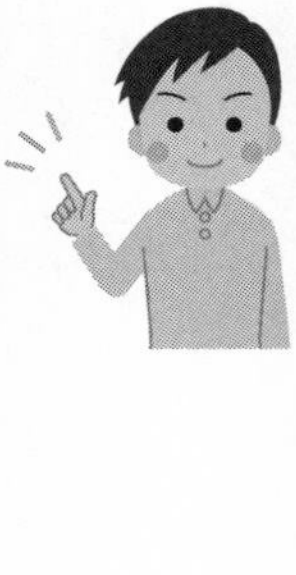

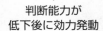

超加工食品の食べすぎで認知症のリスク増大！……生島

アメリカの大学で一緒に学んだ大親友は、頻繁にアメリカの健康情報を送ってくれます。ラジオでいち早く最新の情報をお伝えできるので彼にはとても感謝しています。

そんな彼が『米国医師会雑誌』に掲載された認知症に関する論文を送ってくれました。とても興味深い内容で、鎌田先生にすぐ転送したほど。

ちなみに『米国医師会雑誌』とは『The Journal of the American Medical Association』のことで、「JAMA」の略称で呼ばれる世界的に大変権威のある雑誌です。

送られてきたのは、認知症と超加工食品との関連を研究したサンパウロ大学医学部の研究チームによる論文でした。

▽もしかして「オヤツ」が犯人？

論文の内容を紹介する前に「超加工食品」の特性についてお話ししておきましょう。

超加工食品とは、複数の食材を工業的に配合して製造された食品のこと……と書いても「なんのこっちゃ?」ですよね。具体的にはインスタント食品、スナック菓子、ゼリー、ソーセージ、ハム、マーガリン、菓子パン、炭酸飲料水・清涼飲料水などを指します。

こうした食品は、油脂やデンプン、糖類を工業的に合成し、香料、着色料、乳化剤などの添加物を加えてできあがっています。

「そのままの食材」は含んでいないので、ビタミン・ミネラル、たんぱく質、食物繊維などはごくわずか。半面、脂質や塩分は多いため、超加工食品ばかり食べていると、肥満、高血圧、高脂血症などに一直線です。

さて、論文の内容に入りましょう。

研究チームはブラジル人の男女一万人あまりを一〇年間にわたって追跡調査しました。その結果、超加工食品の摂取カロリーが一日の摂取カロリーの二〇パーセントを超えると、認知機能低下のペースが二八パーセントも速くなることがわかったそうです。

論文では、国別の消費カロリーに占める超加工食品の割合も報告されていました。

アメリカが五八パーセント、イギリスが五六・八パーセント、カナダが四八パーセントとのこと。いずれも二〇パーセントの危険ラインを超えています。

健康オタクの僕は、「じゃあ日本の割合はどうなんだ？」と当然気になります。早速調べてみると東京大学の研究チームの報告がありました。

三二都道府県に住む一八〜七九歳の二七四二人の八日間の食事記録を分析したところ、一日の摂取カロリーのうち超加工食品の占める割合は三〜四割。うーん、やっぱり危険ラインを超えています。

超加工食品は、ＢＭＩが高い人ほどよく食べていること、高齢になるほど摂取量が減ることはよく知られています。

でも、たまーに食べるとけっこういけるんですよね、超加工食品。

三度の食事にきちんと気を使っていると、僕も「オヤツぐらいいいか」と気がゆるむことがあります。「メインの食事じゃないから」と手を出してしまうと、超加工食品はハイカロリーなので、ちょっと食べただけでも一日の総摂取カロリーに占める割合が高くなってしまう。高齢で少食になっているとよけいにそうでしょう。

とはいえ、ストイックになりすぎでも人生面白くありません。ほどほどならＯＫ！　ということで、僕はあまり神経質にならないように適度に楽しんでいます（笑）。

超加工食品とのほどよい距離の取り方は……鎌田

生島さんが『米国医師会雑誌』掲載論文までチェックしているとは！　ラジオで二五年以上も健康情報を発信してきた実績は伊達ではありません。拍手！

送ってくれた論文、僕も興味深く読ませてもらいました。

超加工食品は「サイレントキラー」を調子づかせる存在として知られていました。

「サイレントキラー＝沈黙の殺人者」とはなんとも物騒な名前ですが、その名の通り、静かに忍び寄って気がついたときには致命傷を与える病のことです。高血圧、高脂血症、糖尿病、肥満などがあたり、これらは静かに確実に動脈硬化を進め、心筋梗塞や脳梗塞など命を脅かす病気を引き起こします。

また、アメリカのタフツ大学とハーバード大学の研究によると、超加工食品を大量に食べている男性は、ほとんど食べない男性に比べて大腸がんになるリスクが二九パーセントも高いことがわかりました。

サイレントキラー、大腸がん、そして認知症と、超加工食品のもたらすデメリットが次々に明らかになっています。

超加工食品がこれほど悪影響をおよぼすのは、腸内環境を悪化させてしまうからです。腸内環境が悪化すると、体のあちこちに慢性炎症（104ページ参照）が起きてしまいます。慢性炎症は認知症の原因のひとつといわれていますから、超加工食品が認知症のリスクを上昇させるのはもっともなことなのです。

▽「〜以上は危険＝〜未満なら大丈夫」とゆる〜く

「絶対に食べない」と決めて実行できれば、それが一番簡単で確実な対処なのですが、コロナ禍のように買い物が制限されるような非常事態では、超加工食品の比重が高くなることもあるでしょう。超加工食品の多くは常温保存も長期保存もできて、それはやっぱり便利ではあります。

生島さんが紹介してくれた論文では「超加工食品の割合が二〇パーセント」が分岐点になっています。僕が以前に読んだ論文では「一〇パーセント未満ならそれほど影響はない」とありました。

ということは、超加工食品を「ゼロ」にするのではなく「一〇パーセント未満」を目標として、二〇パーセントは超えないように気をつければいいのではないでしょうか。

こうしたデータを「禁止」とだけ捉えると、暮らしはどんどん窮屈になっていきます。一生懸命に「禁止」を貫こうとすると、けっこうな時間や手間がかかる可能性も高い。

冷静に数字の意味するところを読み取って「二〇パーセントを超えると危険」なら、「二〇パーセント以内なら大丈夫」と裏返して解釈する視点も必要だと思います。

四角四面に考えない。

物事を柔軟に捉える。

これこそ認知症にならない生き方です。

超加工食品を摂るときは、納豆、キムチ、ヨーグルト、野菜などで、腸内環境を意識的に整えましょう。

生島インタビュー「教えてドクター」⑦

「脳にいい」食べ物を教えてください！

生島 超加工食品を食べすぎていると、認知症リスクを上昇させるというお話でしたが、反対に認知症予防にいい食べ物はなんでしょう？

鎌田 脳細胞を守るため、脳には異物をシャットアウトする血液脳関門という「関所」があるんです。脳細胞を守るため、だけど、抗酸化力があるアスタキサンチンという物質は関所を通過できるんです。脳細胞の酸化を止めてくれる可能性があるんですね。実際、マウスにアスタキサンチンが入ったエサを食べさせたら、脳の機能が向上したという結果も得られています。

生島 どういう食べ物に含まれているんですか？

鎌田 アスタキサンチンは、赤色の色素「カロテノイド」の一種なんです。だから、エビ、カニ、鮭、キンメダイ、タラコなんかに含まれています。

生島 よかった～、全部おいしいものばかり（笑）。それに、スーパーで普通に売ってますね。青魚のイワシ、サバ、サンマなどもよいといわれていますよね、DHAやEPAなどオメガ3の「不飽和脂肪酸」が認知機能を改善するとか。赤い食べ物も覚えておきます。

鎌田　お寿司屋さんで、青→赤と順繰りに食べるだけで自然と認知症予防になる（笑）。

◇「卵は悪者」は昔の話、認知症予防のためにも食べるべし

鎌田　青い魚、赤い魚介類はどちらも抗酸化力が高いんです。認知症はつまるところ脳の酸化なので、それを食い止められるかどうか。抗酸化力が高く血液脳関門を突破できるコエンザイムQ10は、イワシやブロッコリーに含まれています。

生島　認知症予防に役立つ食材は豊富ですね。日替わりで飽きずに食べられます。

鎌田　神経と神経をつなげるアセチルコリンのもとになるコリンを含む卵もおすすめです。僕が赴任した当時、長野県はたんぱく質不足の人が多かったんです。生島さんの出身地の宮城県は東北のおいしい魚がたくさん食べられたろうけど、長野はそうはいかなかった。当時は価格の優等生だった卵を二個でも三個でも食べるようにと指導したんです。

生島　それはすごい。卵というと中高年からはコレステロールを上げるから控えるように指導されますよね。

鎌田　とくに閉経後の女性はコレステロールが上がりやすくなるからそんな指導が一般的

でしたが、僕の患者さんたちは卵を一日三個食べるようになっても、三か月に一回の採血でコレステロールが上がってないことが確認できました。二〇一五年には厚生労働省も何個食べても大丈夫だと言ってます。卵に含まれるたんぱく質のコリンは血液脳関門を突破できるから脳の活性化につながるんです。

生島　うちの妻のかかりつけの先生が、「コレステロールが上がるから卵は一日一個、代わりにコレステロールを下げる薬」という方針なんですね。僕が卵は何個食べても大丈夫といくら言っても、お医者さんに「ご主人は医者じゃないから」と一刀両断されると、なかなか妻も思い切れずに薬を飲んで好物の卵は我慢。コレステロールを下げる薬がうつ病を誘発するという研究もあって気になるんですよね

鎌田　最近の研究でコレステロールが低いと死亡率が高いことがわかってきました。「ちょい高めのコレステロール＝ちょいコレ」って僕は言っているんですけど、七〇歳を超えたらコレステロールは下げないほうがいい。アメリカの医学界では「チューージング・ワイズリー（Choosing Wisely）」という運動が展開されています。「賢い選択」という運動です。そこでは、七〇歳以上の人に薬でコレステロール値を下げる必要はないと明確に述べています。遺伝的にコレステロール値が高くなる場合などを除いて、高齢になったらコ

レステロールの薬をやめてみる挑戦はしてもいいと思います。「ちょいコレ」ぐらいがちょうどよくて、むやみに下げる必要はないんです。

生島　コレステロールの薬、卒業してもよいものでしょうか？

鎌田　七〇歳を超えたら一回お休みしてもいいかもしれません。代わりに脂っこい食事を減らして、鶏肉なんかでたんぱく質はしっかり摂りつつ、きちんと運動をする。そんな暮らしをしている患者さんは、コレステロール値が基準を超えていても皆さん元気で長生きしてます。

生島　情報にアクセスしやすくなっていろんな情報が入ってくるから、なにが本当かわからなかったり、古い情報からアップデートできなかったりする人も多いと思います。コレステロールについては、本書での鎌田先生のお話を信用してほしいですね。

鎌田　禁止とか我慢ばっかりじゃ疲れちゃうよね。認知症予防も「コグニサイズ」を取り入れると、ゲーム感覚で楽しめるんじゃないかな。

認知症予防のための「コグニサイズ」初級編（一人じゃんけん）

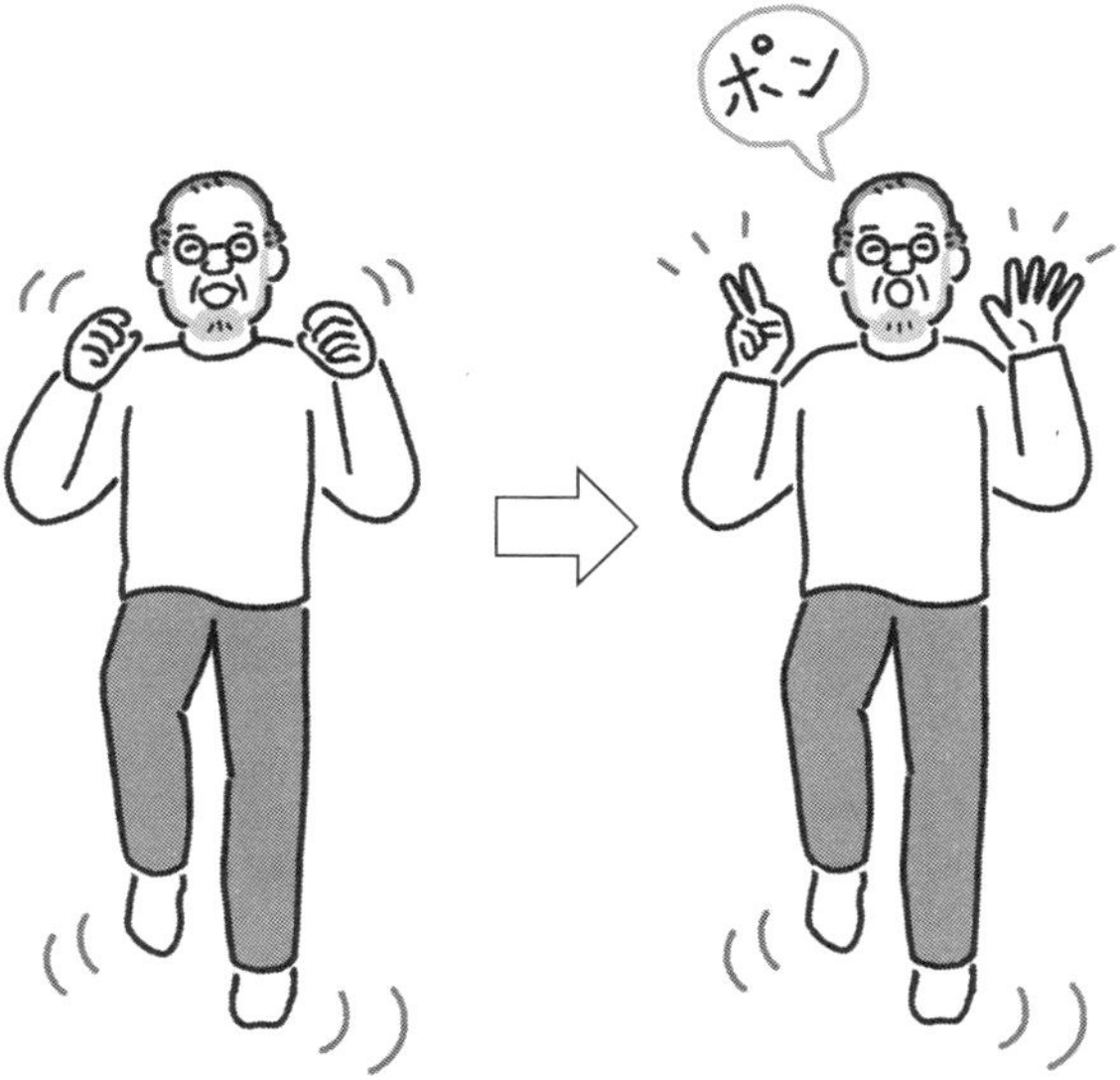

①その場で足踏みしながら、胸の前で右手と左手でじゃんけんをする

②このとき、必ず右手が勝つようにする。これをテンポよく30回続ける

認知症予防のための「コグニサイズ」中級編
(5の倍数で手を叩く)

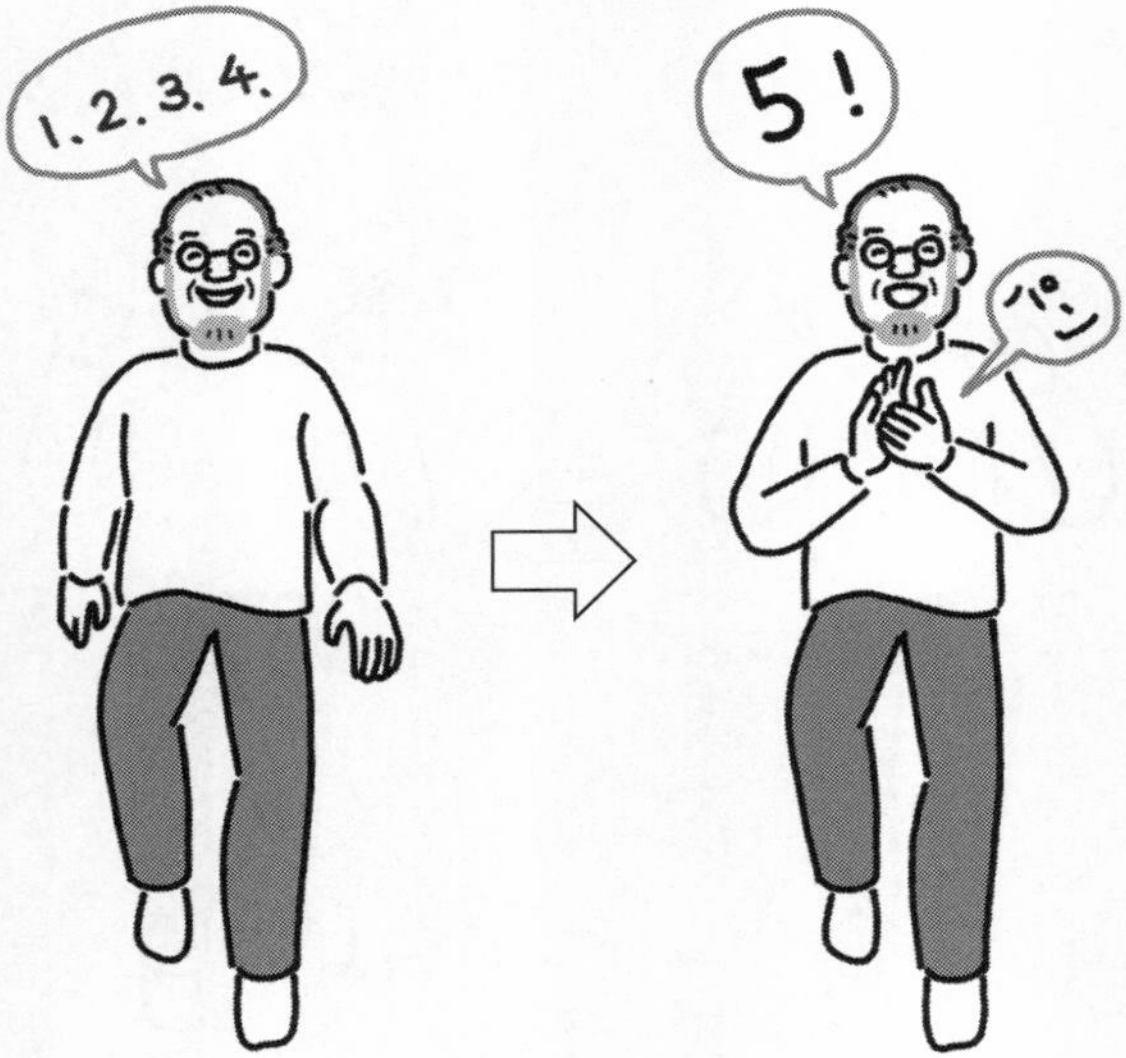

①その場で足踏みしながら、1、2、3、4…と声に出して数を数える

②5の倍数のときは「声を出さず」に「手をパンと叩く」。これをテンポよく50までおこなう

四章

「年齢に逆らう」より
「変化を楽しむ」で毎日がもっとラクに

「どう見せたいか」。服の演出力ってけっこう大事

……生島

こういう仕事をしていると「生島さんには、スタイリストさんがついているんでしょ？」と、ときどき聞かれます。

この台詞、ちょっと、いやかなり嬉しい。

なぜって、全身、小物に至るまで全部自分で選んでいるからです。

学生時代は学費と生活費を稼ぐのに精一杯で、おしゃれなんか到底できませんでした。服も着たきり雀。普段着を汚すわけにいかないので肉体労働のアルバイトを空手着でおこなったら、屈強な男たちに勝負を挑まれるというハプニングもありました。

学生時代は「普段着＝一張羅」で乗り切りましたが、アナウンサーになったら一気にクローゼット改革です。

テレビ業界は当然おしゃれな人ばかり。きちんとした格好をしないと「場違い感」が半

端ないのです。服装を整えることは礼儀のひとつであり、仕事のひとつ。自由になるお金がやっとできて「おしゃれ」に俄然興味が湧いてきたのです。

フリーになってからはスタイリストさんにお任せしていたときもあります。「自分では選ばないけど着てみるとすごく評判がいいファッション」は、僕の中に新しい風を吹き込んでくれました。

いつもと違う色やアイテムに怯《ひる》まず「えいっ」と挑戦するのはなかなか気分がいい。プロのお見立てですからハズレもない。

僕らの仕事は「選んでもらってなんぼ」。何を求められているか、今回の仕事の出来はどうだったか客観的に判断し、必要に応じて修正していかなくてはいけません。

スタイリストさんが準備した衣装には、世間の人が考える「生島ヒロシらしさ」が投影されています。そこから、僕は「どこまでの『守り』と『外し』を求められているか」読み解くようにしてきました。

▽生島流ファッションのポリシーはハッピー

僕の人生のお手本は精神科医でエッセイストの故・斎藤茂太先生。番組にも何度も出ていただきましたが、いつもイギリス製のステッキをついて、ご自身で歩いて来られました。

「完璧を望むと人間は壊れちゃうからね、ほどほどのいい加減がいいんだよ」

やさしくてあたたかい、そしておしゃれな斎藤先生は僕の憧れのロールモデル。

「モタ先生（茂太先生の愛称）、すてきです！」

「そう？　嬉しいね。ありがとう」

ファッションと斎藤先生の語り口が醸し出すダンディズムには、いつも心底、痺れました。全てが「斎藤先生らしさ」にあふれていました。

斎藤先生に憧れる僕が、「僕らしさ」にこだわって選ぶのは「若々しく元気に見えるファッション」です。ダンディズムとは対極かもしれませんが、「ハッピー」なパワーが湧いてくるファッションが好きだし、僕に求められる「生島ヒロシらしさ」と重なると思っています。

「らしさ」にフィットする服を求めて、月に何回かいそいそとデパートへ出かけます。

「これ、いいな」と思って手に取ってみると、欲しい気持ちがムクムクと。

「借金漬けのときは全然買えなかったし」「今月はけっこうハードだったけどよくがんばったよな」「がんばってる自分へのご褒美？」と、買うための理由がどんどん出てくるわけです。

それでも悩んでいると、顔なじみの店員さんがにこやかに声をかけてくれます。

「この色はあまりお持ちではないですよね、顔映りがとってもいいですよ」

「これください！」

買ったはいいもののあまり出番がない服や、お腹ポッコリで入らなくなった服は欲しいと言ってくれるスタッフにプレゼント。喜んでくれると、とっても嬉しい。最近はプレゼントのほうが楽しみで服を買っているような気がします。こんな「ハッピー」もおしゃれの楽しみのひとつです。

鎌田先生がファッションでこだわる「らしさ」はどんなことですか？

服の力で気持ちも大きく変わる……鎌田

ファッションでの僕「らしさ」ってなんだろうな。意外に難問かもしれないぞ。

僕の定番ファッションは長いこと「シンプルなTシャツとジーンズ」。色は黒を好んでいました。

講演のときでもこの格好。鎌田式「スロー・スクワット」（102ページ参照）や「かかと落とし」（103ページ参照）を実演するときに動きやすいし、どこに力が入っているのか、足や腕の形がどうなっているのか、お客さんにもよく伝わります。

ネクタイがキライでどこでも「シンプルなTシャツとジーンズ」で通してきましたが、かしこまった感じが必要なときはジャケットをプラスしてちょっと格上げします。

Tシャツとジーンズというこれ以上ないシンプルで実用的な格好が「鎌田らしさ」だったのですが、やっぱりウキウキする感じもほしい。そこで、Tシャツからおしゃれなワイシャツに、そしてジャケットと細身のジーンズに変化。そこにカラフルなストールと帽子をプラスするのが、今の鎌田の「定番」となりました。

ストールと帽子があるだけで、ちゃんとおしゃれしている感じがするから不思議です。テレビに呼んでもらったり、雑誌の取材を受けたり、世界の子どもたちへの支援活動の報告を聞いてもらったり。

そんなときストールと帽子でちょっとでも目を引くことができれば、「お、聞いてみようかな」と近づいてきてくれるかも。そんな期待もあります。

ストールも帽子も、最初の頃はちょっと照れくさくもありました。帽子デザイナーの平田暁夫《あきお》さんとの対談のためサロンを訪れた僕の様子から、そんな気持ちをくみ取ってくれたのでしょう。

「かぶっていたら自分の一部になるよ」

平田さんのひと言に押されてオーダーメイドしたパナマ帽は、確かに僕の一部となり、その後いろんな帽子へと導いてくれました。

▽〝ちょっと冒険〟のすすめ

黒い服が多かった僕が、Tシャツもジーンズも「白」で本の撮影に挑んだときは、いつもと気分が全く違って、笑顔も三割増しぐらい大きくなった気がします。

服の力ってすごい、そう思いました。鎌田の定番、Tシャツにジーンズなのに、色を白に変えるだけでこんなに気持ちが変わるなんて。

そうなると、鎌田らしさにこだわりながら、鎌田らしくないことをするのも面白くなってきました。着慣れた「黒」ではなく、鮮やかなグリーンや赤を選ぶことも増えたのです。

この本の打ち合わせのとき、僕が着ていたセーターの鮮やかなグリーンに目をとめた生島さんが「元気が出るいい色ですね！」と褒めてくれたのは嬉しかったな。おしゃれな人に言われると嬉しいよね。

先日、僕は柄の入ったスーツをオーダーしました。

パッと見はちょっと変わったドット模様のような柄ですが、実は全て「点字」。特殊なプリント技術で凹凸を作っているので、触れると点字として読み取ることができます。記された言葉は「絆」「夢」「ありがとう」など。年齢、性別、国籍、そして障害を問わず皆が楽しめる服作りをするブランド「tenbo」の服です。

服の力ってやっぱりすごい。自分らしさをベースに、ときどき自分らしくないこともしながら、ファッションはときには誰かに心からのエールを送ることもできるのです。

不規則な生活でも「睡眠の質」を守れば大丈夫……生島

高齢者は早寝早起きになるといわれていますが、僕の早寝早起きはかなりのものです。月～金まで朝五時からラジオの生放送があるため、夜一〇時過ぎに寝て三時半には起きる超早寝早起き。それを二五年以上続けています。

さすがにそれだけの睡眠時間では体がもたないので、ラジオが終わったあと家で二回目の睡眠をとるのが日課。これが二時間ちょっとぐらい。

不規則な生活リズムでも調子を崩すことがなかったのは、一回目の睡眠の質にこだわってきたからだと思っています。

▽よい眠りのために「お守りサプリメント」

若い頃は、布団に入ったら即熟睡、雷が落ちても目が覚めないぐらい朝までぐっすりだったのですが、悲しいかな年齢とともに眠りの質が低下するというのはホント。眠りが浅くなり、疲れているのに眠りは訪れずに寝返りばかり打つ日もありました。

とにかく寝ないことには心身の疲労がどんどん蓄積されていくので、睡眠薬を試したこともあります。

でも、僕にはどうも合いませんでした。日中にボーッとしてしまうんです。

睡眠の質に悩んでいる方は多いのでしょう。良質な睡眠をサポートする乳酸菌飲料やサプリメントなどさまざまな商品がありますが、睡眠を専門に研究している先生からすすめられたのが、アミノ酸のサプリメントです。

そのサプリにはアミノ酸の一種であるグリシンが含まれ、寝る前にスティック一本を飲むだけでグリシンの作用で深い睡眠がもたらされます。僕にとっては今や「お守り」のような存在となりました。

一度眠りに入ったら朝までキープできれば最良なのですが、前立腺肥大症の影響で夜中に何度かトイレに起きることもありました。こちらは前立腺の薬を飲むようになってから落ち着いています。

▽ずっと同じ寝具を使っていませんか？

枕の硬さや高さはいろいろ試してしっくりくるものを。子どもの頃はずっしり重い布団でしたが、軽くふんわりした布団のほうがやっぱり体はラクです。

長年使ってなじんだ寝具のほうが体にフィットすると思っていたのですが、どうもそうではないようです。

入眠前の寝返りが増える、寝違いをしょっちゅう起こす、寝起きに首や肩に張りを感じるようなら、枕や布団、マットレスが合わなくなっている可能性があります。枕ならバスタオルで高さを調整する、敷き布団なら毛布などを重ねて厚みを変えてみるなど、ちょっと工夫してみると体がラクになるかもしれません。

寝るときは部屋は真っ暗にして、空気清浄機は年中稼働。睡眠中に咳込んで眠りが中断されるのはなんとしても避けたいので、乾燥が気になる季節には加湿器も動かして喉を守っています。

健康と活力の源となる「良質な睡眠」を確保する工夫……鎌田

過酷な睡眠パターンの筆頭といえば看護師さんでしょう。夜勤、日勤、深夜勤と三交替の勤務をこなすためには、睡眠をよほどうまくコントロールしなくてはいけません。生島さんの睡眠事情も看護師さんに負けず劣らず過酷な部類だと思います。睡眠は体の疲れを癒やし、脳を休めるためにも絶対に必要なものです。ハードな睡眠パターンでも生島さんがトラブルなくやってこられたのは、一回目の睡眠の質が高いからでしょう。

また、日中の疲労コントロールもうまかったのではないかと思います。ほどよい疲労感は睡眠にプラスに作用しますが、過度な疲労は眠りを遠ざけてしまいます。過度な疲労から、一時期、睡眠薬なしでは眠れなくなったことがある僕が言うのだから、ホントです。

▽睡眠薬を断つための三つの方法

イラクの難民キャンプやチェルノブイリの汚染地域での医療支援の際は、少なくとも一〇日は日本を離れることになります。現地では短期決戦で全力で過ごし、帰国後は山積みの業務をバッサバッサとさばく……はずが時差ボケとあまりの疲労と、仕事への焦りから全く眠れなくなってしまいました。

人間は眠らずに活動はできません。僕は睡眠薬に頼りました。

睡眠薬を服用すると見事に眠れるのですが、さらなる効果を求めて一種類が二種類になったとき、さすがにまずいと不安になりました。

自力で眠るために僕がとった行動はすごくシンプル。

一つ目が朝の過ごし方。朝日を浴びる。朝食をしっかり食べる。これが体内時計の狂いを正すのに効果的でした。

体内時計には、脳にある「親時計」と細胞や臓器にある「子時計」のふたつがあります。朝日は親時計に、朝食は子時計に作用し、ズレが修正されていきます。

二つ目は自律神経を整えるための働きかけ。日中は時間をつくって、ジム、ウォーキングと積極的に運動をしました。同時にスキマ時間には腹式呼吸でゆっくり深呼吸。運動で交感神経を、深呼吸で副交感神経を刺激し、両者の切り替えがスムーズにいくようにしたのです。

三つ目は「短時間の昼寝」です。

夜に眠れなくなると日中にやたらと眠くなってしまいます。だからといって昼寝すると夜の睡眠に影響が出る、それならと無理に起きていると体がもたないし、ボンヤリして仕事は進まない。

どっちみちいいことがないので、割り切って二〇分の短時間の昼寝をとることにしました。この二〇分で起きるというのがミソで、コツは昼寝の前に濃いめのコーヒーを飲むこと。ちょうど目覚める頃にカフェインが効いてきて、すっきり起きられます。

この三つの方法で、睡眠薬なしで平和な眠りが訪れるようになりました。過労、時差ボケなどで生じた睡眠トラブルの解消に有効ですが、「最近、眠りが浅いな」「寝つきが悪いな」といった、睡眠の質が下がったときにも効果的です。

生島インタビュー「教えてドクター」⑧

眠れないときは睡眠薬を使ってでも眠るべき?

生島　僕の知人で、一時は長者番付に載るほどの勢いがあったのに、一転、僕なんか比べものにならないぐらいの大大大借金を背負った人がいて。

鎌田　生島さん超え！　それは相当だ。いったいいくら?

生島　二〇〇〇億とか三〇〇〇億とか。

鎌田　天文学的な数字。

生島　ホントに。あまりのストレスですっかり眠れなくなって睡眠薬に頼ったそうなんです。とにかく眠る、食事は三食しっかり食べると決めて必死に生き延びた。眠れないままだったら命はなかったと。鎌田先生も過労で眠れなくなったときに睡眠薬に頼ったそうですが、どうしても眠れないようなら薬を使ってでも寝たほうがいいもんなんでしょうか?

鎌田　眠れない状態が続くと、うつになるんです。大変な苦境に直面しても、なんとか眠れているのならギリギリ体も心も保てます。でも、全く眠れないようになると、気力体力がどんどんすり切れていく。昼間の活動に支障が出て気持ちがさらに下がる。完全にうつになる前に「このままだとしんどいから、一か月お薬に頼ってみましょう。まずは体を休めて。それからだんだん飲まない日をつくりましょう」と、お薬を出すことはあります。
生島さんは、難しい生活リズムの中で、上手に睡眠コントロールしてますよね。

生島　睡眠薬はボーッとして調子が悪くなるし、今は眠れないということもないです。ちょっと眠りが浅くなったかなと思うことはあっても、それで調子を崩すほどではありません。鎌田先生は睡眠薬を飲んでみてどうでした？

鎌田　睡眠薬は頼りになるんだけど、常用すると量が増えることがあるんですよ。そもそもの問題である体内時計のズレや、自律神経の乱れなどにアプローチすることが大事。睡眠薬をやめてからは自分の睡眠の状態を観察するようにしています。

生島　睡眠時無呼吸症候群の検査のような？

鎌田　そんなに大げさじゃなくていいの。スマートフォンの「熟睡アプリ」で十分。深い睡眠、浅い睡眠、いびきの時間なんかのデータを取ってくれて、分析結果をレーダーチャートで示してくれます。きれいな六角形になっていれば「よしよし」と。

生島　毎日データが取れるんですか？

鎌田　そう毎日。見るのが楽しみなの（笑）。
生島　習慣化していると、イマイチのときはすぐに手を打てますね。
鎌田　講演で地方に行ってホテルに泊まったときなど、いつもと違うから眠りが浅いのがわかるんです。自分の睡眠を客観的につかまえることができれば対策もとりやすいですよ。

◇良質な睡眠はダイエット効果も

鎌田　睡眠の肝は「三時間」と覚えておきましょう。最初の三時間は成長ホルモンの時間。
生島　高齢者でも出るんですか？
鎌田　そう。子どもと違って背が伸びたりはしないけど、疲労回復や肌をきれいにする効果があります。最後の三時間はコルチゾールというホルモンが出ます。
生島　ストレスを感じたときに出るホルモンですよね。
鎌田　脂肪や糖の代謝を促進する作用があるんです。ダイエット効果もあるといわれているので、最後の三時間はダイエットの時間。
生島　寝ながら痩せられるなんて！
鎌田　いい睡眠をとっていると、寝るだけで痩せられて太りにくくなるんですよ。

お酒が健康にプラスになるとき、マイナスになるとき

……鎌田

　睡眠の話題が出たので「アルコールと睡眠」についても触れておきたいと思います。

　寝つきがよくなるからと「寝酒」が習慣になっている方は多いと思いますが、これ実は量のコントロールがちょっと難しい。

　確かにアルコールは寝つきをよくしますが、肝臓で分解される過程で中途覚醒や早朝覚醒を引き起こす「アセトアルデヒド」という有害物質を発生させるので、どうしても睡眠の質が下がってしまうのです。

　また、アルコールはあるラインを超えると逆に目が冴えてきます。そうなると泥酔するほどの量を飲まないと眠れなくなるので、肝臓へのダメージ、アルコール依存症などのリスクを抱えることになります。

　お酒が得意なのは「友との語らいや食事を楽しむときの演出」。「眠りのサポート」は実

は苦手なのです。

▽「期待」と「思い込み」に惑わされない

「寝酒」が睡眠を邪魔することもあるわけですが、お酒にまつわるもうひとつの誤解を紹介しましょう。ご存じの方も多いのではないかな。肉食中心のこってり料理をたくさん食べているのに、フランス人が元気で長生きなのは赤ワインを飲んでいるから――そう「フレンチパラドックス」です。

長く呑兵衛の心の支え、錦の御旗だった「フレンチパラドックス」は幻想だったことが、アメリカのジョンズ・ホプキンズ大学の調査で明らかになりました。赤ワインのおかげで、フランス人は心臓病が少ないわけでもない、死亡率が低いわけでもない、がんが少ないわけでもないことが明らかになったのです。

フレンチパラドックスは火のないところに突如上がった煙ではありません。

赤ワインには、抗酸化作用のあるポリフェノールの一種「レスベラトロール」が含まれています。赤ワインは食事とともに楽しむものですから、動脈硬化や慢性炎症につながるような食事のネガティブ要素を、レスベラトロールがやわらげると考えられたのです。

実際には、動脈効果や慢性炎症を防ぐのに必要な量のレスベラトロールを赤ワインから摂ろうとすると、大量のワインを飲まなくてはいけません。レスベラトロールの恩恵の前にアルコール依存症やアルコール中毒で体を壊すのがオチです。

フレンチパラドックスがまことしやかに広まったのは、科学的な検証がされる前に「ほら、赤ワインは百薬の長だ！」と言いながら、たくさん呑みたい人たちが飛びついたから。フレンチパラドックスがもてはやされ、その後、実はフェイクだったと解明されていく一連の流れは実に教訓的です。健康に関して話をするとき、思い込みや期待から、フレンチパラドックスのようなまちがいを起こさないように常に気をつけなくてはいけないと思っています。

「○○を食べれば△△がよくなる！」と、一個の商品がドーンと出てくるとすぐにブームになりますが、ひとつにのめり込むのは危険です。「これだけで大丈夫」という手法や商品は避けましょう。

健康は一日にしてならず。ひとつではならず。

お肉も、野菜も、発酵食品も、そして運動も。ひとつに偏らず、満遍なく取り入れていくことが健康の秘訣です。

加齢とともに気になる「夜のトイレ」問題……生島

ライザップで肉体改造に取り組んだのは六四歳のとき。二か月の短期決戦で体重を九キロ落とし、ウエストはマイナス一四センチ、シックスパックの「イクシマッチョ」になりました。

あれから幾星霜《いくせいそう》。

さすがにあれほど体をつくり込んでいるわけではなく、ちょっとお腹ポッコリになりましたが、今も定期的にジムやプールで運動を続けています。ときどき羽目を外すことはありますが、食事にも気をつけているつもりです。

食事と運動。このふたつが健康の基本であることは誰もが知るところです。

七〇代になると「健康」が財産である。これも誰もが知るところ。

日本中の七〇代の皆さんに言いたい。

七〇歳を超えてもお金や人間関係、いろんな悩みは尽きないものですが、健康であればどうにかなります。食事と運動で、健康という財産の価値を高めていきましょう。

僕の健康には、今のところ日々の食事と定期的な運動がうまく作用しているようです。毎日ご飯はおいしい。よく眠れるし目覚めもスッキリ。健康診断でも問題なし。

ただ、少し気になることがあります。

▽ある年齢を超えたら誰しも悩む頻尿

若い頃はストレスで胃薬が手放せないときもあったのですが、もともと楽観的な性格の僕は年齢を重ねるにつれてどんどんストレスフリーな状態へ。薬とも縁がない日々を過ごしていました。

ただ、最近、唯一お世話になっているのが前立腺肥大症の薬です。前立腺肥大症は中高年以降に始まり、五〇代で三割、七〇代で八割の男性が該当するといわれています。

特段珍しい病気ではありませんが、膀胱の下にあり尿道を取り囲んでいる前立腺が肥大すると「おしっこトラブル」が発生します。

僕の場合は、頻尿と突然トイレに行きたくなる症状。薬を飲まないと夕方からひっきりなしにトイレに行くようになり、睡眠中もトイレで目が覚めるようになりました。

僕の就寝時間はだいたい二二時過ぎ頃。朝の生放送があるので三時半には起きますから、ただでさえ睡眠時間が短いのに途中で目が覚めるのはちょっとこたえます。

僕たちの仕事は「ハイ、本番！」となると、自由にトイレに行けるものではありません。「いつ行けるかわからない、行けるときに行かねば」という切迫感を、若い頃から強烈に植えつけられてきました。

トイレに対する緊張感というべきものが心の底にずっとありました。そこに前立腺肥大の症状も加わった今、トイレ問題はちょっと気になるところです。

仕事を終えて帰路についている車中、のんびりスタッフと話していたのに「もうすぐ家だ」と思った途端に、突然、強い尿意に襲われ会話どころでなくなることもあります。

車から降りて家に駆け込み、トイレに直行するのですが「あああ〜やっちゃった……」ということもありました。

頻尿の問題は年をとると避けては通れないのはわかっているのですが、どうにかならないものですかねえ、鎌田先生。

鎌田式「膀胱ストレッチ」で頻尿を解消……鎌田

生島さん、悩みを教えてくれてありがとう。読者の皆さんにとっても、すごく切実な話ではないでしょうか。

急にトイレに行きたくなって、いてもたってもいられなくなることを「過活動膀胱《ぼうこう》」といい、四〇代以上の男女の一四％、患者数は一〇〇〇万人を超えるといわれています。僕も一時期、過活動膀胱でつらい思いをしたので苦労はよくわかります。一日八回以上の排尿、かつ、尿意切迫感が週一回以上起こっている場合、過活動膀胱の可能性が高いと僕は診断しています。

過活動膀胱には次のような症状がみられます。

□尿意切迫感（突然、我慢できない尿意に襲われる）
□切迫性尿失禁（我慢できずに尿が漏れる）

□昼間頻尿（日中に八回以上トイレに行く）
□夜間頻尿（就寝中に尿意で二回以上目が覚める）

膀胱の筋肉が老化現象で硬くなると膨らみにくくなり、通常なら約四〇〇ccの尿が溜められるところが一〇〇ccしか溜められず、頻繁に尿意が起こるようになるのです。

心身を休める大事な睡眠が、夜間頻尿で阻害されると日中の活動に影響をおよぼすだけでなく、睡眠障害へと発展し、不眠症に悩まされてしまうこともあります。

ただ、多くの方が「加齢現象のひとつ」とあきらめてしまうようです。

ところで、筋トレは何歳からでも効果があるのはご存じですよね。六五歳から運動を始めて八七歳でインストラクターデビューをした瀧島未香さん。八〇代で筋トレを始めて九〇代の今が一番健康というタレントの大村崑さん。筋トレに遅すぎることはありません。

実は膀胱も排尿筋という筋肉でできていますから、筋トレで鍛えることができるのです。

▽排尿筋と骨盤底筋を鍛えて排尿・排便をコントロール

トレーニングをすると膀胱の排尿筋が柔軟性を取り戻し、膀胱がしっかり膨らんで以前のように尿を溜められるようになります。

過活動膀胱だとだいたい二時間おきにトイレに行きたくなりますが、「行きたい」と思ってから一五分我慢してみましょう。クリアできるようになったら少しずつ時間を延ばし、最終目標は三〇分の我慢です。万が一、我慢し切れなくなって粗相《そそう》をしても大丈夫なように、家にいるときに実行するのがいいですね。

若い頃は柔軟性があり、しっかり膨らんで尿を溜めることができた膀胱ですから、トレーニングを続ければまた膨らみが蘇ってきます。そのうちトイレの間隔が三時間、四時間と長くなっていくはずです。四時間我慢ができれば一日六回の排尿で済むことになり、ずいぶん生活がしやすくなります。頻繁な尿意が落ち着いてくると、就寝中のトイレの回数も一回ぐらいで済むようになり睡眠の質も上がります。

ちょっぴりトイレを我慢する「膀胱ストレッチ」に加え、「尿もれ対策」もぜひ実践してください。

こちらは肛門周りの骨盤底筋群《こつばんていきんぐん》（骨盤の底にネットのように広がっている薄い筋肉）を鍛えることで、排尿（排便も）する力をアップします。おしっこを全部出し切ればそれだけ膀胱に空きができますから、たっぷり尿を溜めることができるようになるのです。

頻尿に効く鎌田式「簡単ブリッジ」
→腹筋、背筋、お尻の筋肉の強化にも

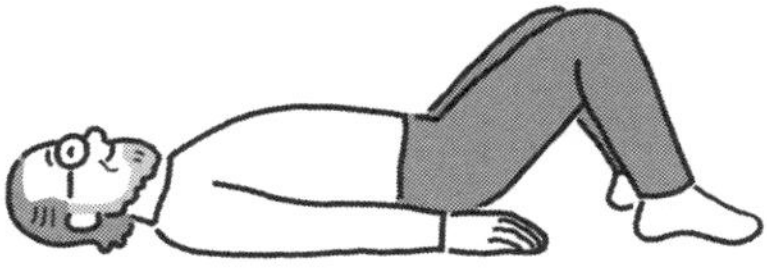

①あお向けになり、足裏を床につけたまま、両膝を90度に曲げる。手は自然に床に置く

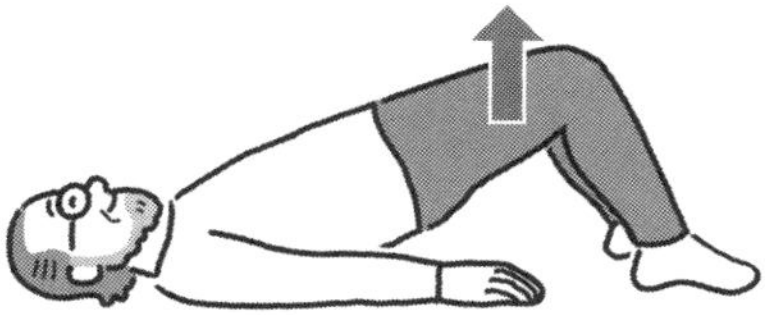

②お尻を引き上げる。このとき、腹筋と背筋を意識して、膝、お尻、胸、肩が一直線になるように。そして、肛門に力を入れて締める意識を

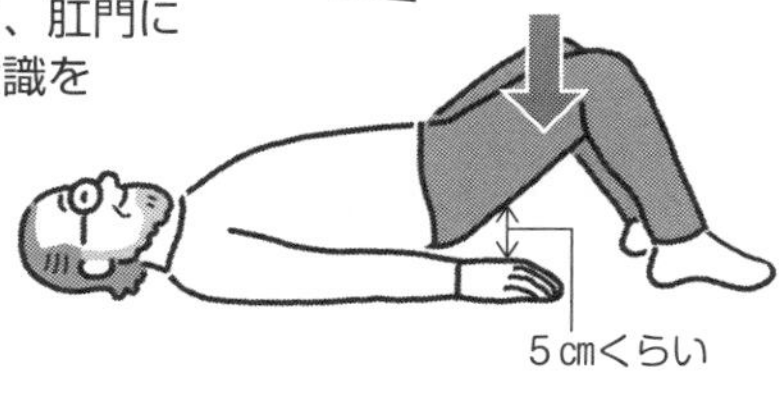

③ひと呼吸静止してから、ゆっくりお尻を下げ、床から5㎝ぐらいのところで止め、すぐにお尻を引き上げて②の姿勢をとる。②〜③を10回繰り返す

排尿や排便はデリケートな問題で、トラブルに見舞われると自尊心が傷つきます。逆にいえば、排尿や排便に不安を抱かずに暮らせることは、それだけで活力を生み出します。生きる力が湧き上がります。いったんは自信をなくしたものの、膀胱や骨盤底筋群のトレーニングを重ねて自力で不安から解放されると、大きな自信を取り戻せます。

ところで、僕はある紙パンツのブランドの開発のお手伝いをしています。その紙パンツをスキーのときに穿《は》いて、あえておしっこを漏らす実験をしたことがあります。四回紙パンツにおしっこをしましたが、お尻が冷たくなったり、漏れて不快になったりすることもありませんでした。今の紙パンツはよくできていますね。時代の新しい武器を上手に利用して、やりたいことをやることが大事なのです。

膀胱ストレッチや骨盤底筋の強化が成果を出すまでは、上手に紙パンツを利用して、映画を観に行ったり、コンサートに出かけたり、ゴルフに行ったり、楽しく動き回ることが大事です。「自由を穿こう」と僕は言っています。

排尿や排便の悩みを解決することは、その人の魂の大事な部分を守ることにつながります。安心できる紙パンツがあるのですから、選択肢に入れてもよいと思います。

前立腺の病気がある方はきちんとお薬を飲んで必要な治療をすることも大事です。

七〇点のいい加減主義で、気持ちも財布もハッピー……生島

ラジオというのは不思議なメディアです。

僕ら作り手とリスナーの皆さんとの間には、友だちのような兄弟のような、独特な親近感と連帯感があります。長く続く番組ほど結びつきが強い。いい関係が築けると長く付き合えるのは、普通の人間関係と一緒ですね。

『生島ヒロシのおはよう定食／一直線』は、番組スタート時から応援してくださっている方々も多い一方、ご新規さんも来てくださって、ありがたいことにいろんな年齢層の方に聴いていただいています。

放送開始当初から聴いてくださっているリスナーは僕と同年代の方が多く、ともに年齢を重ねてきたという実感があります。

家族のこと、自分自身の健康問題など、同年代ならではの悩みを共有して一緒に解決していきたいから、一線級の先生方をゲストにお招きしてお話をうかがっています。

健康、お金、法律問題とさまざまなテーマの中で、リスナーの関心が高いのは「健康」。健康関連の情報は反応がいいですね。

僕は自他ともに認める「健康オタク」ですが、これもリスナーのニーズに応えたい気持ちが出発点でした。「○○がイイ」と聞くと、運動でも食品でもとりあえずは試してみます。もちろん好奇心もあります。でも、大事なリスナーに渡す情報は、僕の体でしっかり濾過《ろか》した純度の高いものにしたい。僕なりのリスナーに対する仁義です。

▽余力を残すと、余裕ができる

食事では多品目を食べることがよいといわれています。

ひとつのものを食べ続けると体が慣れてしまって効力が落ちることもありますし、同じ栄養素であっても多種多様な食品から摂るほうがプラスの作用が高くなります。これは一章の納豆のお話で鎌田先生が解説してくださっていますね。

「多品目がよい」と理解していても、お財布が気になってしまう方もいるでしょう。「食」に限らず健康に関することは、お金をかけようと思えば天井知らずになるものですが、そんなことができる人は本当に稀です。

現にリスナーからもお金の悩みは多く寄せられています。お金に対して慎重になるのは僕らの世代にとっては大事な自己防衛のひとつです。

お財布と相談しながら、健康的な生活を送る。これからの大きなテーマだと思います。ただ、「金銭的に余裕がない年金暮らしだから健康にお金をかけられない」とあきらめないでください。できる範囲でいい。完璧を目指してはいけません。「完璧を目指す」のはかなり危険なこと。一〇〇パーセントの力を振り絞らなくてはいけないからです。

人生一〇〇年といわれる現代、七〇代から先はまだまだ長い。ゴールもわからないのに全力疾走してしまうと余力がなくなります。そんな状態で、ちょっとしたアクシデントがあったら？ 大きなダメージを受けてしまうでしょう。「ま、いっか」と七割ぐらいの力でいれば、少々のアクシデントは三割の余力で解決できるものです。

仕事柄、健康に関してはいろんな情報が入ってくる僕ですが、実際にトライしてリスナーへの仁義を通したあとは、気に入ったものをゆる〜く続ける感じです。「気楽、おいしい・楽しい、ハッピー」のどれかひとつを満たせば十分だと思っています。

一〇〇点満点より七〇点の及第点。七〇点主義が気持ちも財布も追い詰めないコツだと思うのです。

「ちょい○○」が毎日をラクにするコツ……鎌田

年をとると体の不調も増え、治療が必要なあれこれも出てきて、何種類もの薬を服用する「多剤併用（ポリファーマシー）」になる傾向があります。

六五歳以上の高齢者は、毎月どれだけの薬を服用しているでしょうか？

高齢者の服薬に関する調査では、六五歳以上のうち毎月五種類以上の薬を処方されている方は約二三パーセントもいたそうです。これは、まさに多剤併用。

数が増えれば当然飲み忘れも増えます。薬の服用時間が気になるとおちおち昼寝もできません。薬を分解・排泄する機能が衰えている高齢者の場合、薬が長く体にとどまってしまい薬が効きすぎることもあります。

総コレステロール値の適正域は二二〇㎎／dl未満とされています。

コレステロールはすぐさま悪さをするわけではありません。血液中に増えすぎると血管内部に付着し、まず慢性炎症を起こします。それから動脈硬化、動脈硬化から心筋梗塞、脳梗塞などバタバタとトラブルが発生するのです。

ただ先述のように、僕は七〇歳を過ぎたら、総コレステロール値については、さほど心配しなくてもいいのではないかと思っています。「ちょいコレステロール高め＝ちょいコレ」の人のほうが血管も元気で寿命も長い傾向があるからです。

僕の場合、患者さんが七〇歳過ぎで二八〇を超えているようなら、他の病気や服用している薬のこと、患者さんの希望を聞きながら服用を検討します。

でも、二五〇～二六〇の「ちょいコレ」なら、基本的に薬は考えません。「どれぐらい運動してる？　どんなものを食べている？」と普段の生活を教えてもらい、患者さんの体力（フレイルの度合い）、体型（肥満の度合い）を考慮しながら、一緒に生活習慣の改善にトライしていきます。

何年もコレステロールを下げる薬を飲んでいる患者さんに対して「ちょっと休もうか」と提案することもあります。

七〇歳を超えたらむやみに下げる必要はありません。一回お休みして、運動や食事に気をつける暮らしをする。

それでコレステロールが劇的に下がるわけではありませんが、相変わらず正常値を超えていてもご本人はすこぶる快調だったりして、結果的に「ちょいコレ」のほうが、元気で長生きできるケースが多いのです。

▽人生に「少々」の隠し味を

「ちょい○○」は、僕らの日々をラクにするコツかもしれません。

ちょっと疲れたな、なんだか面倒だなというときに、ちょっと旨いものを食べてみる。体が飛び上がるようなとてつもないご馳走じゃなくていいんです。「ちょいウマ」ぐらいがちょうどいい。「おいしいなあ」と心からホッとして「ちょいホ」。少しニッコリできれば「ちょいニヤ」。これが効くのです。

人間関係もつかず離れずの距離感で、なんとなくうまくいっているぐらいの「ちょいウマ」がいい。

お汁粉には隠し味に少々の塩を入れ、ワサビにはほんの少し砂糖を加えます。ほんの少々でも、あるのとないのとではおいしさは大違いです。「ちょい○○」の匙《さじ》加減を覚えると、人生の味わいはより深いものになると思うのです。

五章

「自分のため」より「誰かのため」で人生ますます充実

できる人ほど「怒らない」……生島

収録現場で僕が最年長ということが増えてきました。最年長の僕が「物言い」をつけると現場の雰囲気が重くなるので、スムーズな進行のために監督の指示にはきちんと従います。

でも、現場の雰囲気のために最年長者の「物言い」が必要なこともあります。監督が怒る・怒鳴るが「当たり前」になっていた現場でのことです。「それはやめよう。みんな怖がっちゃって余計失敗しちゃうよ」と、二人だけのときに伝えました。「いっぱいいっぱいなのはわかるよ。僕ももっとサポートするからニコニコやってみよう」。監督の怒鳴り声が消えた現場では皆が自由に表現できるようになり、番組の仕上がりもよくなりました。

「怒り」や「イライラ」は一時的には感情の発散になり人を支配することもできますが、本来の目的は全うできないことが多いように思います。プロ意識の高い人ほど「よい雰囲気」を大事にすると、ネットフリックスの関係者にも聞きました。

「怒り」は老いと孤独を加速させる……鎌田

年とともに怒りっぽくなる人がいます。

そんな人は認知症の初期症状を疑ってみる必要があります。

認知症のひとつである「前頭側頭型認知症《ぜんとうそくとうがた》」は、脳の前頭葉や側頭葉が萎縮することで発症します。

「前頭葉」は思考力や判断力のほか、感情のコントロールを司る「人間らしさに関わる脳」。「側頭葉」は聴覚や視覚、言葉の理解に関わっています。

前頭側頭型認知症は六五歳未満で発症するケースが多く、初期には社会性が欠如した行動や人格の変化がみられます。

万引きや信号無視など社会ルールを破ることに全く躊躇がなくなり、感情の爆発、暴言・失言などが出現するのです。

そうなると、周りからどんどん人が離れていき、家族ですらも距離を置くようになって、孤独になっていきます。

孤独になって人との交流がなくなると、さらに前頭葉の機能は低下して……と悪循環に陥ります。この悪循環は避けたいところです。

▽コグニサイズで前頭葉を鍛える

孤独は「老い」に必ずついてまわる悲哀ではありません。

人格を変えてしまうほどの前頭葉の衰えが、「老い」とともに必ず起きるわけではないからです。前頭葉を鍛えることでそうした事態は遠ざけられます。

「頭を使う」「体を使う」を同時におこなう「コグニサイズ」（145～146ページ参照）で、前頭葉に刺激を与えましょう。

コグニサイズを続けることで、感情のコントロールができずに次々と人間関係を破壊し、自分を孤独に追い込むといった事態を避けられるかもしれません。

前頭葉の刺激のためには「キョウヨウ」と「キョウイク」も大事。

「今日の用事＝キョウヨウ」と「今日行くところ＝キョウイク」は、感情を大いに刺激してくれます。キョウヨウとキョウイクでさまざまな感情を呼び起こすと、前頭葉のトレーニングになるのです。

認知症の始まりでは、無気力、無関心、無感動の「アパシー」と呼ばれる状態があらわれます。感情がすっかり鈍ってしまうのです。

映画を観たり、音楽を聴いたり、散歩に出て草木を愛《め》でたり。そんな小さな「キョウヨウ」と「キョウイク」でいいのです。喜びや驚きを意識的に探し、気持ちを口に出すようにしましょう。

高齢者の孤独対策は「誰かのため」に動くこと?

生島　若いときの「孤独」はその人の内面を大きく成長させますけど、七〇代になって孤独を感じる暮らしはつらいですよね。時間はあるのに一緒に何かを楽しめる相手がいないのは寂しい。

鎌田　できないことが増えるのに頼れる人がいないという不安もあります。医学的にも年をとってからの「孤独」はリスクのひとつ。脳への刺激をガクッと減らすので、認知症になる危険性があるんです。

生島　僕の義母は認知症になったんですが、外へ出る機会が減って人と話すこともなくなって、それがひとつの原因だったのだと思います。

鎌田　僕が「キョウイク」と「キョウヨウ」を大事にと力説しているのはそれで、外に出ることは脳への一番の刺激になるんですよね。外で人と接すると相手から予想もしない反応が返ってきたりして、そんなイレギュラーを脳は喜ぶんです。

生島　人間関係の煩《わずら》わしさより孤独がいいという人もいますが、人間関係の悩みも「脳への刺激」と割り切ればストレスも減りますね。

◇誰かの「喜び」が、自己肯定感を高める

生島　心と体と財布の健康、この三つのバランスが整って本当の「幸せ」があるんじゃないかなと。心と体はこの本で健康になってもらうとして（笑）、問題は「財布」のほうですよね。僕は定年後も仕事をすることをおすすめしています。厚生年金の受給者は「在職老齢年金制度」（働きながら厚生年金を受給する場合、ある一定の収入を超えると、年金が減額される制度）との兼ね合いがありますけど、少しでも稼ぎがあれば安心できるから。そのためにも「貯筋」をして元気な心と体を維持しておくことが必要ですよね。

鎌田　僕も賛成です。女性は趣味や生活の中でやることがありますが、男性は定年退職するとやることがなくなっちゃう人が多いんです。生活の一つひとつは配偶者に丸投げでお金だけを稼いできた人、稼ぎに誇りをもっていた人っていうのは、定年後の仕事も金額で選んで「安いからヤラン」なんて言いがちだけど、毎日行くところをつくるのはすごく大事。

生島　稼ぎはもちろん大事だけど、七〇歳からの仕事は稼ぎにこだわるよりも「誰かのため」をテーマにするといいのかなって。世のため人のためなら一生懸命になれるんですよね、人って。

鎌田　そうそう。仕事を通じて人から「ありがとう」をもらうと、ものすごい達成感がある。自分という人間を肯定できるし、自分の存在感を確認できる。生島さんの言う通り「財布の健康」は大事だから、財布の足しにしつつ、喜びを感じられる働き方が理想的ですよね。

「誰かの力」になることが「僕の力」に……生島

「Be《ビー》 supporters!《サポーターズ》」、略して「Ｂｅサポ！」をご存じですか？　介護施設の入所者に、プロサッカーチームの応援を通じて元気になってもらおうという取り組みです。サントリーウエルネスがＪリーグの複数のチームと協力して展開しています。

入所者の皆さんはテレビのサッカー中継を観ながら旗を振ったりタオルを振ったり、熱烈な歓声を送ります。ゴールが決まろうものなら揃って万歳です。

スタジアムに応援に行ったり、直筆メッセージを焼きつけた横断幕をスタジアムで掲げたり。自分のおじいちゃん、おばあちゃん世代の方が、一生懸命に応援してくれる姿は、選手の皆さんにとってても大きな励みになるでしょうね。

この取り組みを始めてから入所者は一気に活気づき、選手の名前を覚え、ルールを学び、と大忙しです。

どの介護施設でも入所者は「自分のため」にリハビリに取り組みますが、機能をキープするのが精一杯というのが現状です。しかし、「声を出し、腕を振り上げ選手を応援したい」そんな気持ちが最初にあると、リハビリへの熱の入り方が大きく違うのでしょう。寝たきりから自力で食事ができるまで元気になった方もいるそうです。

人は誰しも、誰かのために何かをしたいんじゃないかな。誰かの力になれることを喜びと感じるように人間はできているのだと思います。

▽「誰かのため」が自分を救う

東日本大震災で生まれ故郷の気仙沼は大きな被害を受けました。母は震災の前月に亡くなったのですが、母をずっと支えてくれた妹夫婦も、震災で帰らぬ人となりました。

震災のまさにその日の午後に、妹は母の遺骨とともに新幹線で上京する予定でした。もし午前中の便にしていれば……。考えても仕方のないことですが。

妹夫婦と連絡がとれないまま震災から一〇日ほどが過ぎました。希望とあきらめを行ったり来たりですり減ってしまった僕に、長い付き合いの和田アキ子さんが言葉をかけてくれました。

「キツいことを言うけど腹をくくれ」

アッコさんのやさしさも沁みた。現実を受け入れる覚悟も決めた。でも、胸の重苦しさはどうにもならない。

それでもグッと前を向けたのは、アッコさんと一緒に「アッコヒロシ基金」を立ち上げたから。震災で両親を亡くした子どもたちを支援しようと、月命日に義援金を送ることにしたのです。

基金を立ち上げることは、経済面での「責任」を一部引き受けることです。僕は中途半端なことは大嫌い。一度請け負った「責任」は絶対に放り出したくない。「アッコヒロシ基金」は震災から一〇年以上経った今も継続していて、一三人の子どもたちを高校卒業まで応援できました。

子どもたち、よくがんばってくれた。ありがとう。

「あたたかさ」が社会を変えることを信じて……鎌田

一九八六年、旧ソ連でチェルノブイリ原発事故が発生しました。

放射能汚染の被害は甚大で、被曝を避けるため一〇万人以上が住み慣れた地を離れざるを得ませんでした。

チェルノブイリの事故からほどなくしてソビエト連邦の崩壊が始まります。国家体制が大転換を迎える中、ソ連国内は混乱状態に陥り経済状態は悪化、医療現場は人も物資も足りないギリギリの状態に追い込まれます。原発事故の影響で白血病やがん患者が増加していたにもかかわらず、ほとんどがまともな治療を受けられない状態だったのです。

当時、ソ連に住んでいた友人から現地の窮状を聞いた僕は医師団を派遣しました。

長く丁寧な支援を続けるため、一九九一年に日本チェルノブイリ連帯基金（ＪＣＦ）を設立。よりよい医療が展開できるように現地の医師向けの研修活動をおこないながら、医療品や医療機器の提供などを続けています。

▽チェルノブイリからチョルノービリへ

チェルノブイリのサポートを通じて、支援する僕らもたくさんのトレーニングを積むことができました。活動が知られるようになって湾岸戦争後に増加していたイラクの小児がん患者の支援にも声がかかります。そうしてできたのがイラクの小児がん・白血病の支援ネットワーク「ＪＩＭ－ＮＥＴ」です。

支援は継続することが大事。そして、本当に必要なことを提供しなくてはいけません。イラクの子どもの願い、お父さんお母さんの不安に寄り添いながら、「病院にお絵かきできるスペースがあるといいね」「ウキウキできるワークショップもいいんじゃない？」と知恵を出し合い、活動から一五年の節目に「ＪＩＭ－ＮＥＴハウス」が完成しました。入院中の子どもと家族が一緒にリラックスして過ごせる施設です。お父さんお母さんが一緒なら、子どもたちはしんどい治療もがんばってくれます。

チェルノブイリ、イラクでの支援活動は、東日本大震災の被災地支援でも活かされました。そして、ウクライナの避難民支援にも。

チョルノービリ（チェルノブイリのウクライナ語読み）はウクライナのキーウ州の都市

のひとつです。かつて原発で被害を受けた土地が、今度は武力で痛めつけられている。居ても立ってもいられませんでした。

▽バタフライエフェクトを信じて

蝶々が空を飛ぶとき、小さな羽の周りでわずかな風が生まれます。その風が風を呼び、いつか大きなうねりを巻き起こすことを「バタフライエフェクト」と言います。

僕は、活動には多くの人を巻き込んでいます。賛同してくれる俳優や歌手に活動の宣伝をしてもらい、写真家や画家には作品を通じて現地の様子を伝えてもらって、いろんな風を起こしてもらうのです。活動を多くの人に知ってもらうのは大事なことです。賛同してくれる人が増えれば支援を長く続けることができるのですから。

多くの方が関心をもって、何かアクションを起こしてくれると、その善意は現地に届くだけではありません。

僕らの暮らしのどこかに、小さくても確かな「あたたかさ」をもたらしてくれるのではないかな。じんわりとあたたかさが広がっていけば、やがてやさしい社会に変わっていく。

そんなことを思いながら活動をしています。

番外編・鎌田インタビュー「教えてアナウンサー」②

僕たちが支援活動を続ける理由は？

鎌田　「鎌田」というと、チェルノブイリ、イラク、東日本大震災、最近ではウクライナの支援活動といつもセットで語られるんです。これにはちょっと作戦もあって、支援を必要とする人がいることを、一人でも多くの人に知ってほしいんですよね。

生島　よいおこないだからって霞《かすみ》を食ってできるわけじゃなくて、「人・モノ・金」が必要なのは普通の経済活動と変わりないですよね。支援への賛同者を募る広報活動は必要だと思います。

鎌田　うん。それに、こうした活動に触れることで、隣の誰かにもやさしい気持ちを抱くようになるかもしれない。今、社会の流れが厳しいほうに向かっているけど、その流れを少しでも変えられたらなって思っています。

生島　理想を掲げるのが難しい時代だからこそ、きちんと口に出して行動していくべきですよね。

鎌田　だけど、生島さんはあまり前面に出しませんよね。「アッコヒロシ基金」も長く続けているけど本の著者プロフィールには載っけてない。それに、僕は知ってますよ、コロナ元年の二〇二〇年には学生さんのためにって、法政大学と青山学院大学にまとまったお金を寄付したんでしょ？

生島　法政大学は母校だし、青山学院大学はお付き合いがあって。僕も学生時代はお金で苦労したけど、バイトバイトで凌げました。でも、コロナ禍ではとにかく外に出られない期間が長かったですからね。学生さんも動くに動けない。

鎌田　希望でいっぱいの大学生活のはずがコロナで行動制限されて、不安や孤独が大きかったと思うんですよ。自分のことを気にかけてくれる誰かの存在は支えになりますよね。

生島　借金も返し終えて少しゆとりができたから、社会貢献的なこと、若い世代の応援をしたいんですよね。やりたくてやってるんだけど感謝までされちゃって、それが精神的な幸せ、喜びなんです。あー、俺、がんばって借金返してよかったな、って（笑）。

鎌田　生島さんがいつも言ってる「世のため人のため、三番目に自分のため」を実践してるわけだ。

生島　病気もせず仕事も途切れず、大きな借金も返し終えて七〇代を楽しめているけど、不思議な感じなんですよね。たくさんのピンチをどうやって乗り越えてきたんだろうって。必死でがんばった。でも、それだけじゃなくて周囲の助けやいろんなご縁のおかげなんです。振り返ると湧き上がってくる「ありがたい」って気持ちを若い人に還元していきたいなって。

◇ハッピーのバトンをつなぐ

生島　リターンを求めているわけではないんですが、誰かに喜んでもらえるとハッピーを感じられる。それがまた僕の力になるんです。

鎌田　誰かのためになっていると思えると嬉しいもんですよね。

生島　お金だけじゃなくて、経験や人手を提供するボランティア活動もお互いハッピーになれると思うんですよ。「キョウヨウ」や「キョウイク」の選択肢に、ボランティアはぜひ入れてほしいですね。

鎌田　諏訪中央病院はボランティアの方々がすごく力になってくれているんです。グリーンボランティアの皆さんがきれいな庭をつくってくれて、患者さんとブーケを作ったりできるんですよ。職員も癒やされて皆がやさしい気持ちになれます。

生島　それはすばらしい。ボランティアさんは患者さんのご家族が多いんですか？

鎌田　定年退職を機に移住してきた方が多いかな。諏訪中央病院の「あたたかな医療」を信頼してくれて、この病院で看取りをしてもらいたいと引っ越してこられた方です。

生島　鎌田先生をはじめ、諏訪中央病院の皆さんが地域のため、患者さんのために尽くした日々が、今、たくさんの花を咲かせているんですね。美しいおとぎ話のようです。

「若造」の心でいくつになっても挑戦を……生島

七〇歳を超えると、同年代や僕よりも若い方の訃報に接することが増えてきました。彼らと共有した時間を振り返るとき、どんな思いで旅立ったのかと答えのない問いにとらわれます。

悔いはなかったかな。やり残したことはなかったかな。心に最後によぎったものはなんだったのかな。

最後に行きつくのはこれ。

——僕は、そのときになにを思うのか。

▽七〇代はまだまだ「若造」

自分のもっている時間に限りがある、「死」は意外に近くにいるのかもしれないことを、この年齢になって芯から理解できるようになりました。考えると少しひんやりした気持ちになります。

以前、ホリスティック医学を提唱する帯津良一先生と対談させていただいたとき、先生の「死」の受け止め方に僕はうなったことがあります。ホリスティック医療とは、西洋医学的なアプローチに、中国医学やインド医学の視点を加え、食事・運動・心理療法などを組み合わせた医療のこと。帯津先生はひと言で説明してくださいました。「人間をまるごと捉えるのがホリスティック医学」。

一九三六年生まれの帯津先生は「長く老人を続けてます」と朗《ほが》らかにおっしゃいました。健康のため太極拳が日課で、牛肉をしっかり食べ、脳梗塞予防のサプリメントも欠かさない帯津先生ですが「死ぬことが楽しみ。あちらも賑やかになっているだろうからね」と飄々《ひょうひょう》としたものです。

「最後に居酒屋行って、酒飲んで、じゃあねって、それだけの幸せがあればいい」

かっこいいなあ〜。到底そこまでの境地には至れない自分はまだまだだなと感じたとき、「あれ？　そうか、俺、まだ若造なんだ！」。

思えば、ずっと僕は向こう見ずで猪突猛進で意地っぱりで、そして失敗を恐れない「若造」でした。人生一〇〇年時代、七〇代ならまだまだ若造でいられます。

▽ギャンブルはダメ、「ゆとりのある挑戦」をしよう！

子どもの頃の僕は病弱で恥ずかしがりの赤面症。なんの巡り合わせかアメリカへ渡って体当たりで生きていくうちに人前も平気、しゃべる楽しさに目覚め、帰国後はＴＢＳのアナウンサーに。会社員の安定を捨てて独立したら年収はドーンと上がったものの、その後に借金一〇億円！

山あり谷ありにもほどがありますが、自分の決断力と実行力に対しては肯定的に評価しています。暴走して失敗もたくさんしましたが、思い切ってやったことに後悔はありません。

若い人には「躊躇しないで思い切ってやれ！」と、同年代の仲間には「挑戦けっこう！ただし、仲間とお金と心のゆとりをなくさない範囲で」とエールを送ります。

今まで築いた信用や財産を失うような挑戦はいけません。それは単なるギャンブル。でも、失敗を恐れて好奇心と行動力をセーブするのはよくない。

失敗はかっこ悪いことではありません。僕ら若造の特権なのです。

「がんばったり」「がんばらなかったり」のリズムが大事

……鎌田

四八歳頃、僕は「ミッドライフ・クライシス（中年期の危機）」にはまり込んでしまいました。これからどう生きるべきか懊悩《おうのう》に対峙し続ける日々の中、出てきた言葉が「がんばらない」です。

ミッドライフ・クライシスを経て二〇〇〇年に出版した『がんばらない』は六〇万部のベストセラーになりました。

それまでの日本は「がんばろう」が合い言葉。『がんばらない』はリスキーなタイトルかもしれないと心配しましたが、たくさんの人が読んでくれました。みんなが「がんばる」ことに疲れていたのかもしれません。

僕自身、がんばってがんばって、親に捨てられても、貧乏でどこに行くことができなくても、道を切り開いてきたので、「人間はがんばるべき、がんばれば報われる」と信じていました。

でも「がんばる、がんばろう、がんばって」は、人間を常に鼓舞し力を引き出す言葉なのか。反対に人の心をくじけさせることもあるのではないか。

二〇代の駆け出しの医者だった頃、患者さんを励ますつもりで診察の終わりには「がんばりましょう」と声をかけていました。「自分もがんばるから、一緒にがんばろう」そんな気持ちを込めて。

あの日、末期がんの患者さんの病室で診察を終えたときも、いつものように「がんばりましょう」と口にしました。

ところが、患者さんはポロポロと涙をこぼしたのです。若かった僕はどんな言葉をかけていいかもわからず、でも、今、病室を出てはいけないとベッドサイドにただ立ち尽くすだけでした。

四〇代の女性のがん患者さんはこう言いました。

「がんばってがんばって今日まで来ました。もう、がんばれません」

人には、どうやってもがんばれないときがあります。

「がんばる」は尊い。でも、「がんばらない」も尊重したい。

若造だった僕はなんと言ってあげたらよかったのか、そのときはわからなかったのです。五〇年ほど医師をやってきて、今では、

「よくがんばってきたね」

その患者さんの生き方を肯定してあげるのが大事なのだということに、気がつきました。

▽人生をうまく乗り越えるために

「がんばらない」という言葉で僕はラクになりました。ずっとがんばる必要はないのです。がんばったり、がんばらなかったりのリズムを大事にしていけばいい。

面白がるときは心から。そしてほどほどに休む。

これからの人生をうまい具合に乗り越えていきましょう。

本文イラスト／太田裕子
DTP／センターメディア

青春新書 INTELLIGENCE

こころ涌き立つ「知」の冒険

いまを生きる

"青春新書"は昭和三一年に——若い日に常にあなたの心の友として、その糧となり実になる多様な知恵が、生きる指標として勇気と力になり、すぐに役立つ——をモットーに創刊された。

そして昭和三八年、新しい時代の気運の中で、新書"プレイブックス"にその役目のバトンを渡した。「人生を自由自在に活動《プレイ》する」のキャッチコピーのもと——すべてのうっ積を吹きとばし、自由闊達な活動力を培養し、勇気と自信を生み出す最も楽しいシリーズ——となった。

いまや、私たちはバブル経済崩壊後の混沌とした価値観のただ中にいる。その価値観は常に未曾有の変貌を見せ、社会は少子高齢化し、地球規模の環境問題等は解決の兆しを見せない。私たちはあらゆる不安と懐疑に対峙している。

本シリーズ"青春新書インテリジェンス"はまさに、この時代の欲求によってプレイブックスから分化・刊行された。それは即ち、「心の中に自らの青春の輝きを失わない旺盛な知力、活力への欲求」に他ならない。応えるべきキャッチコピーは「こころ涌き立つ"知"の冒険」である。

予測のつかない時代にあって、一人ひとりの足元を照らし出すシリーズでありたいと願う。青春出版社は本年創業五〇周年を迎えた。これはひとえに長年に亘る多くの読者の熱いご支持の賜物である。社員一同深く感謝し、より一層世の中に希望と勇気の明るい光を放つ書籍を出版すべく、鋭意志すものである。

平成一七年　　刊行者　小澤源太郎

著者紹介
生島ヒロシ〈いくしま　ひろし〉
1950年宮城県気仙沼市生まれ。パーソナリティー。米カリフォルニア州立大学ロングビーチ校卒業後、TBS入社。89年に独立し、(株)生島企画室を設立、所属する多数のタレントの指導とプロデュース業にも励んでいる。98年から続くTBSラジオ系『生島ヒロシのおはよう定食・一直線』をはじめ、テレビ、イベント司会、講演など幅広い分野で活躍中。著書多数。

鎌田實〈かまた　みのる〉
1948年東京生まれ。医師・作家。東京医科歯科大学医学部卒業後、諏訪中央病院へ赴任、以来40年以上にわたって地域医療に携わる。現在、同病院名誉院長。チェルノブイリ、イラク、ウクライナへの国際医療支援、全国被災地支援にも力を注いでいる。『がんばらない』(集英社)、『疲れない 太らない ボケない 60代からの鎌田式ズボラ筋トレ』(エクスナレッジ)など著書多数。

70歳《さい》からの「貯筋《ちょきん》」習慣《しゅうかん》　青春新書 INTELLIGENCE

2023年7月15日　第1刷

著者　生島《いくしま》ヒロシ
　　　鎌田《かまた》實《みのる》
発行者　小澤源太郎

責任編集　株式会社プライム涌光
電話　編集部　03(3203)2850

発行所　東京都新宿区若松町12番1号　〒162-0056　株式会社青春出版社
電話　営業部　03(3207)1916　振替番号　00190-7-98602

印刷・中央精版印刷　製本・ナショナル製本

ISBN978-4-413-04672-5

青春新書
INTELLIGENCE

青春新書インテリジェンス **大好評のロングセラー**

70代現役！「食べ方」に秘密あり

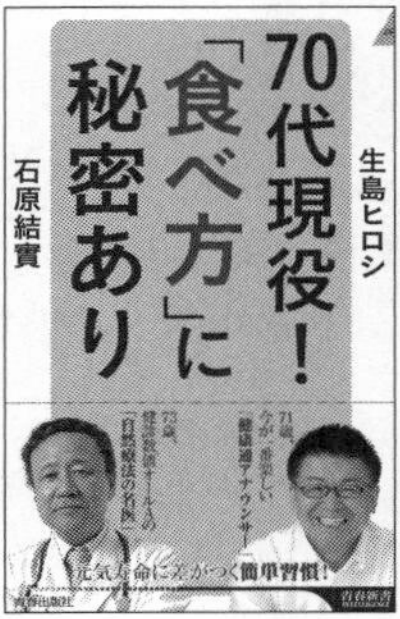

生島ヒロシ・石原結實

“芸能界一の健康通”と
“自然療法の名医”が強力タッグ
今日からできる、気持ちよく心と体を整えるコツ

ISBN978-4-413-04645-9　990円

ミッドライフ・クライシス

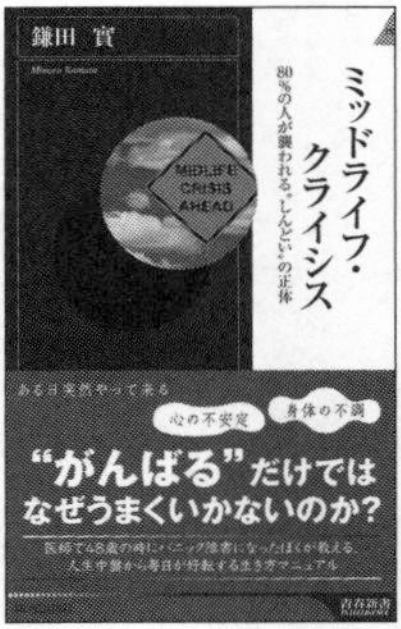

80%の人が襲われる“しんどい”の正体

鎌田 實

ある日突然やって来る「心の不安定」

「身体の不調」

“がんばる”だけでは、
なぜうまくいかないのか?

人生中盤から毎日が好転する生き方マニュアル

ISBN978-4-413-04625-1　1000円

お願い ページわりの関係からここでは一部の既刊本しか掲載してありません。折り込みの出版案内もご参考にご覧ください。

※上記は本体価格です。（消費税が別途加算されます）
※書名コード（ISBN）は、書店へのご注文にご利用ください。書店にない場合、電話または Fax（書名・冊数・氏名・住所・電話番号を明記）でもご注文いただけます（代金引替宅急便）。商品到着時に定価＋手数料をお支払いください。
〔直販係　電話03-3207-1916　Fax03-3205-6339〕
※青春出版社のホームページでも、オンラインで書籍をお買い求めいただけます。ぜひご利用ください。〔http://www.seishun.co.jp/〕